Glioblastom: Aktuelle Konzepte zu Diagnose, Therapie und TTFields

UNI-MED

UNI-MED Verlag AG
Bremen - London - Boston

Glas, Martin:
Glioblastom: Aktuelle Konzepte zu Diagnose, Therapie und TTFields/ Martin Glas.-
1. Auflage - Bremen: UNI-MED, 2025
(UNI-MED SCIENCE)
ISBN 978-3-8374-1679-4

Printed in Europe

Die Erkenntnisse der Medizin unterliegen einem ständigen Wandel durch Forschung und klinische Erfahrungen. Die Autoren dieses Werkes haben große Sorgfalt darauf verwendet, dass die gemachten Angaben dem derzeitigen Wissensstand entsprechen. Das entbindet den Benutzer aber nicht von der Verpflichtung, seine Diagnostik und Therapie in eigener Verantwortung zu bestimmen.

Geschützte Warennamen (Warenzeichen) werden nicht besonders kenntlich gemacht. Aus dem Fehlen eines solchen Hinweises kann also nicht geschlossen werden, dass es sich um einen freien Warennamen handele.

UNI-MED. Die beste Medizin.

In der Reihe UNI-MED SCIENCE werden aktuelle Forschungsergebnisse zur Diagnostik und Therapie wichtiger Erkrankungen "state of the art" dargestellt. Die Publikationen zeichnen sich durch höchste wissenschaftliche Kompetenz und anspruchsvolle Präsentation aus. Die Autoren sind Meinungsbildner auf ihren Fachgebieten.

Der Verlag dankt der Firma Novocure GmbH für die Unterstützung der Produktion dieser Auflage. Der Verlag versichert, dass der Industriepartner keinerlei Einflussnahme auf den Inhalt des Buches, insbesondere auch nicht auf Informationen zu Therapieoptionen, nehmen konnte.

Hinweis: *In diesem Buch stehen die geschlechtsneutralen Begriffe für Personen wie "Patient(en)", "Betroffene(r/n)" und andere (außer bei eindeutiger Geschlechtsdifferenzierung) bei ihrer Verwendung stets gleichbedeutend für alle Patienten, Betroffene und andere (m/w/d)*

Vorwort und Danksagung

Liebe Leserinnen und Leser,

Hirntumoren und insbesondere das Glioblastom gehören zu den bösartigsten Krebserkrankungen des Erwachsenenalters. Bei der Diagnostik und bei der Therapie hat sich in den letzten Jahren sehr viel getan. Der Wissenschaft sind darüber hinaus große Fortschritte gelungen. Diese Entwicklung kommt leider nur unzureichend bei Kolleginnen und Kollegen an. Darüber hinaus ist das Fach Neuroonkologie vielerorts im Medizinstudium und in der Facharztausbildung unterrepräsentiert. In Deutschland erkranken jedoch jedes Jahr ca. 30.000 Patienten neu an einem Hirntumor, davon ca. 4.000 an einem Glioblastom. Dies verdeutlicht die Relevanz dieses Themas. In diesem Buch soll für alle Interessierten, insbesondere Ärzte in jeglicher Ausbildungsphase ein Überblick zur Diagnose und Therapie von Glioblastompatienten geboten werden. Therapie heißt heute nicht nur Operation, Bestrahlung und Chemotherapie, sondern heißt z.T. auch präzise und maßgeschneidert vorzugehen, experimentelle Strategien, wie zielgerichtete Therapie oder Impfungen zumindest im Rahmen von Studien einzusetzen. Darüber hinaus hat sich in den letzten Jahren mit dem Einsatz von elektrischen Wechselfeldern (sog. TTFields) eine innovative Therapie klar in der Behandlungsroutine etabliert, sodass dieses Thema in diesem Buch besonders gewürdigt wird.

Unser Dank gilt den vielen Helfern aus unserem Team und aus dem Verlag, die uns bei der leider doch sehr langwierigen Erstellung unseres Buches unterstützt haben. …und last but not least unseren Patienten, die uns täglich daran erinnern, dass wir bei diesem Gebiet keinen Stillstand akzeptieren dürfen.

Viel Spaß beim Lesen des Buchs!

Essen, Februar 2025

Für die Autoren
Martin Glas

Autoren

Herausgeber

Prof. Dr. med. Martin Glas
Ab 1.2.2025:
Klinik für Neurologie und Neuroonkologie
St. Marien Hospital Lünen
Altstadtstraße 23
44534 Lünen

Co-Autoren

Dr. med. Christoph Oster
Abteilung für Klinische Neuroonkologie
Klinik für Neurologie
Universitätsmedizin Essen
Universität Duisburg-Essen
Hufelandstraße 55
45147 Essen

Dr. med. Jonas Feldheim
Abteilung für Klinische Neuroonkologie
Klinik für Neurologie
Universitätsmedizin Essen
Universität Duisburg-Essen
Hufelandstraße 55
45147 Essen

Inhaltsverzeichnis

Einführung

1. Einführung

1.1. Geschichte

Krebserkrankungen sind beinahe so alt wie die Menschheit selbst. Der frühste Fund einer malignen Neoplasie eines menschlichen Vorfahren wurde 1,6-1,8 Millionen Jahren zurück datiert [1]. Der erste schriftliche Bericht stammt von ca. 3000 vor Christus und beschreibt eine Patientin mit Mammakarzinom [2, 3]. Ihren weithin gebräuchlichen Namen erhielt die Erkrankung bzw. Gruppe von Erkrankungen jedoch erst 2.600 Jahre später vom griechischen Arzt Hippocrates, welchen das Wachstum der Tumoren an "Krebse" erinnerte. Hieraus leiten sich die Begriffe "Krebs", "*cancer*" oder "Karzinom" ab, welche bis heute verwendet werden [2]. Heutzutage versteht man unter "Krebs" im Allgemeinen eine Gruppe von Erkrankungen, in welchen durch abnormale und unkontrollierte Zellteilung häufig umgebendes Gewebe infiltriert und geschädigt werden kann. Im Gegensatz zu infektiologischen Erkrankungen entstammen die krankheitsverursachenden Zellen nach heutiger Auffassung dem eigenen Körper und sind deswegen ungemein schwerer zu behandeln, ohne signifikante Nebenwirkungen hervorzurufen. Allerdings sind natürlich Krebserkrankungen bekannt, bei denen exogene Ursachen, wie z.B. Viren, einen Rolle spielen. So gibt es z.B. eine Gruppe von humanen Papillomaviren (HPV), die unter anderem Gebärmutterhalskrebs induzieren können. Bei Hirntumoren und insbesondere beim Glioblastom wurden eine infektiologische Ursache bisher nicht eindeutig identifiziert. Diskutiert wurde jedoch die Rolle einer CMV-Infektion. Die Datenlage hierzu ist allerdings sehr unsicher und die Befunde haben keinen Einzug in die klinische Routine gefunden.

Die "*World Health Organization*" (WHO) schätzt, dass Krebs im Jahr 2016 für 9,6 Millionen Tode verantwortlich war und deswegen weltweit die zweithäufigste Todesursache darstellt. Die meisten Patienten erkranken an Lungen-, Brust-, Kolon-/Rektum-, Prostata, Haut- oder Magenkrebs. Im Gegensatz hierzu sind primäre Tumoren des Gehirns (also ohne sekundäre Hirntumoren = Hirnmetastasen) verhältnismäßig selten und nur für ca. 2 % der Primärtumoren verantwortlich (Meningeome nicht eingeschlossen). Aufgrund ihres meist schweren und häufig tödlichen Verlaufs machen sie trotz verhältnismäßig geringer Inzidenz jedoch ca. 7 % der durch Krebserkrankungen verlorenen Lebensjahre bei <70-Jährigen aus. Zählt man primäre und sekundäre Hirntumoren (Metastasen) zusammen, dann gehören die Inzidenzen zu den *Top Ten* Krebsdiagnosen und bei jungen Erwachsenen zwischen 15-35 Jahren sogar zu den *Top Five*.

Tumoren können aus einer Vielzahl unterschiedlicher Zellen entstehen, doch selbst die Tumoren eines Ursprungsorgans/Zelltyps, teilen sich weiter in eine Vielzahl von Subgruppen auf, welche sich in ihrem Verhalten und dem Ansprechen auf bestimmte Behandlungsformen teils gravierend unterschieden. Eine präzise Klassifikation der Tumoren ist somit für die Therapie der Patienten unabdingbar. In 1863 berichtete der Pathologe Rudolf Virchow in seinen Vorlesungen zu "krankhaften Geschwülsten" von mikro- und makroskopischen Untersuchungen an einem der Gliazellen abstammendem Tumor, welchen er folgend als "Gliom" bezeichnete [4]. Seine Klassifikation wurden in den 1920er Jahren durch den amerikanischen Neurochirurgen Harvey Cushing und dessen Assistenten Percival Bailey weiterentwickelt, welche die Hirntumoren anhand ihrer mikroskopischen Histologie differenzierter einteilten [5]. Cushing und Bailey führten dabei auch den bis heute gängigen Begriff Glioblastoma multiforme (GBM) ein. Dieser umfasste eine Subgruppe von Hirntumoren, die den Vorstufen der Gliazellen (Glioblasten) ähnelte, jedoch in sehr variabler histologischer Ausprägung (multiform) auftrat, was im Kern bereits die meisten heutzutage als GBM klassifizierten Tumoren erfasste. Als 1949 Malignitätskriterien zur Graduierung der Gliome eingeführt wurden, wurden die GBM dem höchsten Malignitätsgrad (IV bzw. nach der neuen neuesten WHO Klassifikation: 4) zugeteilt, welchem sie auch bis heute angehören. Die erste Version der heute weltweit verwendeten WHO-Klassifikation für Hirntumoren wurden schlussendlich 1979 veröffentlicht und auch wenn den Diagnosekriterien im Verlauf der Zeit leichte Veränderungen widerfuhren, besitzt das GBM auch in der mittlerweile fünften Version der WHO-Kriterien von 2021 einen prominenten Platz [6]. Als einer der häufigsten malignen Hirntumoren sind GBM bis zum heutigen Tage weiterhin nicht heilbar, im Erkrankungsverlauf kommt es regelhaft zu einem erneuten Wachstum der Tumoren und weniger als 5 % der Patienten überleben nach Diagnose länger als 5 Jahre [7].

Trotzdem waren die Meilensteine des letzten Jahrhunderts nicht umsonst. Aus einer Diagnosestellung mit "einfachen Blick" durchs Mikroskop ist eine differenzierte molekularpathologische Diagnostik geworden. Diese ermöglicht einen Paradigmenwechsel weg von einer "allgemeingültigen" hin zu einer Subtypen- oder sogar Patienten-spezifischen Therapie. Erste erfolglose Therapieversuche durch Hemispherektomien sind neuen und auf die Patienten zugeschnittenen Kombinationstherapien gewichen. Obwohl das GBM nach wie vor eine schwere Erkrankung darstellt, besteht die berechtigte Hoffnung, mit neuen klinischen Studien und Therapien in näherer Zukunft signifikante Verbesserungen für die Patienten zu erreichen.

1.2. Epidemiologie

Im Oktober 2021 wurde der statistische Report des Hirntumorregisters der Vereinigten Staaten von Amerika (CBTRUS)* für die Jahre 2014-2018 veröffentlicht [8], welches mit über 400.000 eingeschlossenen Fällen die mutmaßlich valideste epidemiologische Datengrundlage für Hirntumoren darstellt: Im untersuchten Zeitraum machten GBM 14,3 % aller untersuchten, dabei jedoch fast die Hälfte der malignen (49,1 %) Hirntumoren aus. Die Patienten waren im Median 65 Jahre alt, wobei die Inzidenz bis in die Altersgruppe der 75- bis 84-Jährigen stetig anstieg (15,18/100.000; Altersunabhängige Inzidenz: 3,23/100.000) und erst bei den >84-Jährigen wieder abfiel. Eine signifikante Mehrheit der Patienten war männlich (1,6×). Verglichen mit anderen Ethnizitäten traten GBM doppelt so häufig in der "weißen" Bevölkerung auf. Das Überleben der Patienten betrug im Median 8 Monate. Das Alter bei Diagnosestellung war signifikant mit dem Überleben der Patienten assoziiert. Während aus der Altersgruppe der 0- bis 14-jährigen 16,4 % sogar mindestens 10 Jahre nach der Diagnose eines Glioblastoms überlebten, erreichten in der Gruppe der >40-Jährigen nur 3,4 % dieses Ziel. Neben dem Alter waren auch Geschlecht und Ethnizität der Patienten signifikant mit dem Überleben assoziiert, wobei zu vermuten ist, dass diese Assoziationen sich eher durch externe Einflussfaktoren (z.B. die medizinische Versorgung) als durch die Erkrankung selbst bedingen.

(*Die aktuellen CBTRUS-Auswertungen von 2014-2018 richten sich größtenteils nach den "alten" WHO-Klassifikationen [9, 10]. Dies bedeutet z.B., dass IDH-mutierte Tumoren, welche nach der aktuellen Klassifikation [6] als Astrozytome ZNS WHO Grad 4 eingeteilt werden, noch den GBM zugeordnet wurden. Das hier untersuchte GBM-Kollektiv entspricht somit nicht komplett den heute als GBM diagnostizierten Tumoren. Trotzdem existiert in unserer Einschätzung keine ähnlich valide und umfangreiche Datengrundlage und der größte Anteil der hier als GBM enthalten Tumoren werden auch nach aktuellen Kriterien den GBM zugerechnet. Dies war Grundlage für die Entscheidung, uns für dieses Buch weiterhin auf die CBTRUS-Auswertungen zu beziehen. Eine ähnliche Rationale liegt der Verwendung der meisten hier zitierten und vor 2021 publizierten Analysen zugrunde.)

1.3. Pathogenese

Im Gegensatz zu vielen anderen Tumorentitäten (z.B. Rauchen/Lungentumoren, Sonnenstrahlung/Hauttumoren), sind nur wenige Risikofaktoren für die Entstehung eines Glioblastoms bekannt. Bei <1 % der Patienten können Erbkrankheiten, wie die Neurofibromatose Typ 1, das Li-Fraumeni-Syndrom oder das Turcot-Syndrom Typ 1, nachgewiesen werden [11]. Zudem wurden in den letzten Jahren mehrere vererbbare genetische Varianten identifiziert (z.B. in der Nähe der Gene *TERC, TERT, EGFR, CDKN2B, PHLDB1, RTEL1, TP53* und *CCDC26*), die weder pathognomisch noch krankheitsspezifisch sind, jedoch das Risiko für die Entwicklung eines Glioms erhöhen können [12]. Der Einfluss dieser Keimbahnmutationen/-modifikationen ist jedoch im Vergleich zu anderen Tumorentitäten weiterhin als vergleichsweise gering einzuschätzen. Während Patienten mit vererbten Hochrisikovarianten des *BRCA1*-Gens ein über 50%iges Risiko haben im Verlauf ihres Lebens an Brustkrebs zu erkranken, führt selbst die Chromosomenvariante rs55705857 des Chromosoms 8, welche für Gliome als "Hochrisikovariante" einzuschätzen ist, nur zu einen Lebenszeitrisiko von 0,6 % für die Entwicklung eines Glioms. Ein genetisches Risikoscreening ist aufgrund des hohen Anteils "falsch-positiver"

Tests und der fehlenden therapeutischen Konsequenz deswegen nicht empfehlenswert [12].

Abgesehen hiervon scheinen GBM fast ausschließlich sporadisch aufzutreten. Der einzig ausreichend belegte externe Risikofaktor für die Entstehung eines GBM ist eine Strahlenexposition im Kopf- und Halsbereich. Über 10.000 Kindern, die in den 1950er Jahren zur Behandlung ihrer Tinea capitis eine Strahlentherapie erhielten, entwickelten in einer Langzeitnachbeobachtung signifikant häufiger Gliome als eine *gematchte* Vergleichskohorte (Relatives Risiko 2,6, insgesamt 7 Patienten) [13]. Das relative Risiko stieg mit der kumulativen Strahlendosis an (im Durchschnitt 1,5 Gy) [14]. Erwähnenswert ist jedoch, dass das relative Risiko für die Entwicklung anderer Hirntumoren, z.B Meningeome, nach Strahlenexposition noch um ein Vielfaches höher lag [13]. Auch die Nutzung von Mobiltelefonen wird als potentieller Risikofaktor diskutiert. Die Datengrundlage ist widersprüchlich und eine Assoziation kann aktuell nicht gänzlich verworfen, aber auch nicht wissenschaftlich belegt werden [15-26]. In der sogenannten "*UK Million Woman Study*" wurden allerdings bei mehr als 700.000 Frauen über eine Zeitspanne von 14 Jahren versucht eine Korrelation zwischen der Nutzung Ihres Mobilfunktelefons und des Auftreten von Hirntumoren herzustellen [27]. Während der Beobachtungszeit wurden 3.268 Hirntumore registriert. Es konnte weder ein statistischer Zusammenhang zur Häufigkeit des "Handykonsums" noch zum gehäuften Auftreten in Hirnregionen (Temporal- und Parietallappen), die mutmaßlich vermehrt der "Handystrahlung" ausgesetzt sind nachgewiesen werden. Kritisiert wurde allerdings, dass in dieser Studie nur sehr wenige Frauen "Vieltelefoniererinnen" waren (nur 18 % gaben an 30 Minuten und mehr pro Woche zu telefonieren) [28]. In Tierexperimenten wird die Entwicklung von Gliomen teilweise durch Infektion mit Viren oder chemisch/toxisch ausgelöst. Prinzipiell ist somit denkbar, dass ähnliche Mechanismen auch beim Menschen eine Rolle spielen könnten. Für diverse humanpathogene Viren, z.B. HHV6, SV40 oder CMV wurde eine Assoziation zur Entstehung von Gliomen beschrieben [29-32]. Ob sich diese Beobachtungen in größeren Studien reproduzieren lassen, ist jedoch zum jetzigen Zeitpunkt unklar. Auch Berichte eines erhöhten Risikos bei Umweltexposition durch Chemikalien der Ölverarbeitung oder Herstellung von synthetischem Kautschuk sind nicht von der Hand zu weisen, jedoch auch nicht konklusiv belegt [33]. Durch die Blut-Hirn-Schranke wird das zentrale Nervensystem vor externen Noxen geschützt (z.B. im Vergleich zur Exposition der Lunge mit karzinogenen Substanzen beim Rauchen).

Auch die Ursprünge und Entstehung des GBM ist noch nicht ausreichend geklärt. Die beiden populärsten Theorien zur Pathogenese gehen entweder von einer Malignisierung neuronaler Stammzellen zu "Tumorstammzellen" oder von einer "Rückentwicklung" ausdifferenzierter Gliazellen zu Tumorzellen, welche den glialen Vorläuferzellen ähneln, aus [34]. Dass GBM in allen Bereichen des Gehirns auftreten können, muss aufgrund des hohen Migrationsfähigkeit der GBM-Zellen nicht zwangsläufig ein Indiz dafür sein, dass die GBM-Vorläuferzellen auch in allen Bereichen des Gehirns vorliegen. Eine Häufung von GBM in der Subventrikularzone spricht zwar dafür, dass die dort vorliegenden neuronalen Stammzellen eine relevante Rolle spielen, jedoch können GBM auch an anderen Lokalisationen aus der subkortikalen weißen Substanz entstehen [35, 36]. Im Gegensatz zu den eng verwandten Astrozytomen und Oligendrogliomen, welche mit Mutationen der Isocitratdehydrogenase (IDH) und, im Falle der Oligodendrogliome, der 1p19q-Deletion obligat molekulare Veränderungen besitzen, welchen in der Tumorentstehung eine relevante Rolle zukommt, können GBM eine Vielzahl unterschiedlicher molekularer Veränderungen vorweisen. Häufige Vertreter sind beispielsweise Zugewinne auf Chromosom 7, Verlust (von Teilen) des Chromosoms 10, eine EGFR-Amplifikation oder *TERT*-Promotor-Mutation [37, 38].

Literatur

1. Odes EJ et al. Earliest hominin cancer: 1.7-million-year-old osteosarcoma from Swartkrans Cave, South Africa. South African Journal of Science 2016;112:1-5.

2. Hajdu SI. A note from history: landmarks in history of cancer, part 1. Cancer 2011;117(5):1097-102.

3. Breasted JH. The Edwin Smith Surgical Papyrus: published in facsimile and hieroglyphic transliteration with translation and commentary in two volumes. Vol. 3. 1930: University of Chicago Press Chicago.

4. Virchow R. Die krankhaften Geschwulste. 1863.

5. Bailey PCH. A Classification of the Tumors of the Glioma Group on a Histogenetic Basis with a Correlated Study of Prognosis. JB Lippincott, Philadelphia, 1928.

6. Louis DN et al. The 2021 WHO Classification of Tumors of the Central Nervous System: a summary. Neuro Oncol 2021.

7. Wick W et al. Treatment of glioblastoma in adults. Ther Adv Neurol Disord 2018;11:1756286418790452.

8. Ostrom QT et al. CBTRUS statistical report: Primary brain and other central nervous system tumors diagnosed in the United States in 2014-2018. Neuro Oncol 2021;23(12 Suppl 2):iii1-iii105.

9. Louis DN et al. The 2007 WHO classification of tumours of the central nervous system. Acta Neuropathol 2007;114(2):97-109.

10. Louis DN et al. The 2016 World Health Organization Classification of Tumors of the Central Nervous System: a summary. Acta Neuropathol 2016;131(6):803-20.

11. Ohgaki H, YH Kim, JP. Seinbach. Nervous system tumors associated with familial tumor syndromes. Current Opinion in Neurology 2010;23(6):583-591.

12. Rice T et al. Understanding inherited genetic risk of adult glioma - a review. Neurooncol Pract 2016;3(1):10-16.

13. Ron E et al. Tumors of the brain and nervous system after radiotherapy in childhood. NEJM 1988;319(16):1033-1039.

14. Siegal S et al. Long-term follow-up for brain tumor development after childhood exposure to ionizing radiation for tinea capitis. Radiation Research 2005;163(4):424-432.

15. Hardell L et al. Long-term use of cellular phones and brain tumours: increased risk associated with use for > or ≤10 years. Occup Environ Med 2007;64(9):626-32.

16. Deltour I et al. Time trends in brain tumor incidence rates in Denmark, Finland, Norway, and Sweden, 1974-2003. J Natl Cancer Inst 2009;101(24):1721-4.

17. Inskip PD, RN Hoover, SS Devesa. Brain cancer incidence trends in relation to cellular telephone use in the United States. Neuro Oncol 2010;12(11):1147-51.

18. Brain tumour risk in relation to mobile telephone use: results of the INTERPHONE international case-control study. Int J Epidemiol 2010;39(3):675-94.

19. Cardis E et al. The INTERPHONE study: design, epidemiological methods, and description of the study population. Eur J Epidemiol 2007;22(9):647-64.

20. Grell K et al. The intracranial distribution of gliomas in relation to exposure from mobile phones: Analyses from the INTERPHONE study. Am J Epidemiol 2016; 184(11):818-828.

21. Schoemaker MJ et al. Mobile phone use and risk of acoustic neuroma: results of the Interphone case-control study in five North European countries. Br J Cancer 2005;93(7):842-8.

22. Larjavaara S et al. Location of gliomas in relation to mobile telephone use: a case-case and case-specular analysis. Am J Epidemiol 2011;174(1) 2-11.

23. Cardis E et al. Risk of brain tumours in relation to estimated RF dose from mobile phones: results from five Interphone countries. Occup Environ Med 2011;68(9):631-40.

24. Frei P et al. Use of mobile phones and risk of brain tumours: update of Danish cohort study. BMJ 2011;343:d6387.

25. Johansen C et al. Cellular telephones and cancer—a nationwide cohort study in Denmark. J Natl Cancer Inst 2001;93(3):203-7.

26. Schüz J et al. Cellular telephone use and cancer risk: update of a nationwide Danish cohort. J Natl Cancer Inst 2006;98(23):1707-13.

27. Schüz J et al. Million Women Study Collaborators. Cellular Telephone Use and the Risk of Brain Tumors: Update of the UK Million Women Study. J Natl Cancer Inst, 2022. 114(5): p. 704-711.

28. Birnbaum LS et al. Cellular telephone use and the risk of brain tumors: Update of the UK Million Women Study. J Natl Cancer Inst 2022;114(11):1551-1552.

29. Vilchez RA et al. Simian virus 40 in human cancers. Am J Med 2003;114(8):675-684.

30. Crawford JR et al. Detection of human herpesvirus-6 variants in pediatric brain tumors: association of viral antigen in low grade gliomas. J Clin Virol 2009;46(1):37-42.

31. Chi J et al. Human herpesvirus 6 latent infection in patients with glioma. J Infectious Dis 2012;206(9):1394-1398.

32. McFaline-Figueroa JR, PY Wen. The viral connection to glioblastoma. Curr Infect Dise Rep 2017;19(2):5.

33. Wrensch M et al. Epidemiology of primary brain tumors: Current concepts and review of the literature. Neuro-Oncol 2002;4(4):278-299.

34. Zong H, LF Parada, SJ Baker. Cell of origin for malignant gliomas and its implication in therapeutic development. Cold Spring Harb Perspect Biol 2015;7(5).

35. Lim DA et al. Relationship of glioblastoma multiforme to neural stem cell regions predicts invasive and multifocal tumor phenotype. Neuro Oncol 2007;9(4):424-9.

36. Bohman LE et al. Magnetic resonance imaging characteristics of glioblastoma multiforme: implications for understanding glioma ontogeny. Neurosurg 2010; 67(5):1319-27; discussion 1327-8.

37. Brandner S. Molecular diagnostics of adult gliomas in neuropathological practice. Acta Med Acad 2021;50(1): 29-46.

38. Stichel D et al. Distribution of EGFR amplification, combined chromosome 7 gain and chromosome 10 loss, and TERT promoter mutation in brain tumors and their potential for the reclassification of IDHwt astrocytoma to glioblastoma. Acta Neuropathol 2018;136(5):793-803.

Erstmanifestation und Symptome

2. Erstmanifestation und Symptome

Die Erstdiagnose eines GBM erfolgt zumeist nachdem aufgrund neu aufgetretener neurologischer Beschwerden eine Bildgebung des Kopfes durchgeführt wurde. Auch wenn die eigentliche Entstehung des Tumors der Diagnose um Jahre voraus gehen kann, entwickeln sich die bildmorphologischen Änderungen und Symptome teilweise nur innerhalb weniger Wochen [1]. Deswegen sind inzidentelle Funde eines GBM, z.B. bei regulären Kontrollen anderer Erkrankungen des zentralen Nervensystems, sehr selten. Je nach Lokalisation und Größe des Tumors können sich die initialen Beschwerden sehr unterschiedlich äußern. Häufig sind unspezifische Symptome wie Kopfschmerzen (gehäuft nachts und am frühen Morgen nach dem Aufstehen, allerdings sehr selten ganz ohne weitere neurologische Symptome), eine allgemeine Leistungsminderung oder eine Wesensveränderung. Kopfschmerzen bei Hirntumorpatienten können allerdings auch primären Kopfschmerzsyndromen, wie z.B. einer Migräne ähneln oder durch eine Änderung der Symptomatik einer bestehenden Kopfschmerzerkrankung in Erscheinung treten (z.B. signifikante Zunahme der bisherigen Migräneattacken). Kopfschmerzen kommen bei ca. 30-50 % der Patienten als Erstsymptom vor. Das heißt aber nicht zwangsläufig, dass Patienten mit Kopfschmerzen immer zwingend eine zerebrale Bildgebung benötigen oder Kopfschmerzpatienten ein erhöhtes Hirntumorrisiko haben. Letzteres konnte durch eine Vielzahl von Untersuchungen ausgeschlossen werden. Es gibt jedoch sogenannte *red flags*, bei denen man z.B. eine cMRT durchführen sollte. Die Kombination aus Kopfschmerzen und neurologischen Symptomen sollte die Indikation für eine Bildgebung des Kopfes darstellen. *Red flags* sind aber auch z.B. epileptische Anfälle, ein Papillenödem, ein neu aufgetretener Cluster- oder trigeminoautonomer Kopfschmerz. Weniger als 10 % der Hirntumorpatienten haben als Erstsymptom ausschließlich Kopfschmerzen. Eine Sondersituation stellt möglicherweise ein neu aufgetretener Cluster- oder trigeminoautonomer Kopfschmerz dar. Hier sollte auch eine Bildgebung erfolgen. Fokal-neurologische Defizite (z.B. Lähmungen, Koordinations- und Gefühlsstörungen, Sprach- bzw. Sprechstörungen), welche im Verlauf häufig auftreten, können ebenso wie epileptische Anfälle bereits bei Erstmanifestation vorliegen [2-7]. Epileptische Anfälle kommen bei Hirntumorpatienten sehr häufig vor (30-70 %) und sollten im Regelfall und bei der Diagnose eines malignen Tumors ab dem ersten epileptischen Anfall mit Anfallssuppressiva behandelt werden [8]. Bei bösartigen und damit nicht heilbaren Tumoren, wie z.B. den malignen Gliomen liegt dann formal eine Hirntumor-bedingte Epilepsie vor, sodass eine dauerhafte Therapie empfehlenswert ist. Ausnahmen hier sind natürlich akut-symptomatische Anfälle unmittelbar nach der Operation oder aus anderen Gründen (Hyponatriämie etc). Hier muss die antiepileptische Therapie individuell diskutiert werden. Beim Einsatz von Anfallssuppressiva sollte darauf geachtet werden, dass es sich um sogenannte nicht-enzyminduzierende Anfallssuppressiva handelt (NEIAD, keine relevante Induktion des Cytochrom P450-Isoenzym-Systems, wie z.B. CYP3A4), da sich für diese keine relevanten Interaktionen zu den anderen Therapeutika (insbesonderen den Substraten des CYP3A4), v.a. der Chemotherapie ergeben [9]. Dazu ist es meist sinnvoll ein einzelnes Medikament auszudosieren, bevor eine Kombinationstherapie eingeleitet wird. In Europa wird meist aufgrund der guten Wirksamkeit bei moderatem Nebenwirkungsprofil Levetiracetam als erste Wahl eingesetzt [10].

Relevant ist, dass die Symptome der Patienten nicht nur durch das Tumorwachstum, sondern regelmäßig mit durch das den Tumor umgebende Ödem verursacht werden. Im Gegensatz zu Ödemen des zentralen Nervensystems bei anderen Erkrankungen (z.B. dem Schlaganfall, hier zytotoxisches Ödem) entstehen Hirntumorödeme im Rahmen einer Störung der Blut-Hirn-Schranke, durch welche sich Blutplasma im Hirnparenchym ansammeln kann [11]. Da das Gehirn vom Schädelknochen umschlossen wird und sich somit in einem abgeschlossenen Kompartiment befindet, kann eine lokale Volumenzunahme durch Tumor und Ödem zur Entwicklung von erhöhtem Hirndruck führen. Dieser kann sich u.a. mit Kopfschmerzen, Übelkeit, Erbrechen und epileptischen Anfällen äußern. Schnelles Handeln ist geboten, da von unbehandeltem Hirndruck, durch "Einklemmung" des Hirnstamms akute Lebensgefahr ausgeht. Allerdings sprechen Tumorödeme in der Akutsituation meist gut auf eine antiödematöse Therapie (z.B. Kortikosteroide) an.

Regelmäßige neurologische Untersuchungen sind wichtig, da das Auftreten neuer "fokal neurologischer" Symptome im Behandlungsverlauf häufig Warnzeichen eines Tumorprogresses ist. Auch das Wiederauftreten epileptischen Anfällen oder eine Häufung der Anfallsfrequenz bei therapierefraktärer struktureller Epilepsie ist suspekt für ein Tumorrezidiv [12].

Literatur

1. Körber V et al. Evolutionary trajectories of IDH(WT) glioblastomas reveal a common path of early tumorigenesis instigated years ahead of initial diagnosis. Cancer Cell 2019;35(4):692-704.e12.

2. Forsyth PA, JB Posner. Headaches in patients with brain tumors: a study of 111 patients. Neurology 1993; 43(9):1678-83.

3. Pfund Z et al. Headache in intracranial tumors. Cephalalgia 1999;19(9):787-90; discussion 765.

4. Suwanwela N, K Phanthumchinda, S Kaoropthum. Headache in brain tumor: a cross-sectional study. Headache 1994;34(7):435-8.

5. Mukand JA et al. Incidence of neurologic deficits and rehabilitation of patients with brain tumors. Am J Phys Med Rehabil 2001;80(5):346-50.

6. Klein M et al. Neurobehavioral status and health-related quality of life in newly diagnosed high-grade glioma patients. J Clin Oncol 2001;19(20):4037-47.

7. Kessler AF et al. Monopolar Spindle 1 Kinase (MPS1/TTK) mRNA expression is associated with earlier development of clinical symptoms, tumor aggressiveness and survival of glioma patients. Biomedicines 2020;8(7).

8. Kerrigan S, R Grant. Antiepileptic drugs for treating seizures in adults with brain tumours. Cochrane Database Syst Rev 2011;2011(8):Cd008586.

9. Weller M, R Stupp, W Wick. Epilepsy meets cancer: when, why, and what to do about it? Lancet Oncol 2012; 13(9):e375-82.

10. van der Meer PB et al. Prescription preferences of antiepileptic drugs in brain tumor patients: An international survey among EANO members. Neuro-Oncology Practice 2022;9(2):105-113.

11. Hambardzumyan D, G Bergers. Glioblastoma: Defining Tumor Niches. Trends Cancer 2015;1(4):252-265.

12. Kerkhof M, CJ Vecht. Seizure characteristics and prognostic factors of gliomas. Epilepsia 2013;54 Suppl 9:12-7.

Diagnostik

3. Diagnostik

3.1. Bildgebung

3.1.1. Computertomographie (CT)

Die Computertomographie ist eine schnell verfügbare und vergleichsweise kostengünstige Bildgebung und wird bei (sub-) akut aufgetretenen fokalneurologischen Defiziten und erstmaligen epileptischen Anfällen regelmäßig bereits in der Akutsituation durchgeführt. In der CT kann bereits die Verdachtsdiagnose eines Tumors gestellt, manche Differentialdiagnosen ausgeschlossen und erste Informationen über Lokalisation, Begleitödem und Größe gesammelt werden. Üblicherweise stellen sich Glioblastome inhomogen hypodens mit perifokalem Ödem sowie ggf. Zysten und Einblutungen dar. Eine differentialdiagnostische Abgrenzung der Tumorentität ist jedoch nur begrenzt möglich, weswegen bei Verdacht auf eine intrakranielle Raumforderung im Anschluss zeitnah eine MRT oder PET durchgeführt werden. Sollte dies aufgrund von Kontraindikationen (z.B. bei einigen Herzschrittmachern bei MRT) nicht möglich sein, kann alternativ eine CT mit Kontrastmittel ergänzt werden [1].

3.1.2. Magnetresonanztomographie (MRT)

Eine MRT des Schädels mit paramagnetischem Kontrastmittel ist der diagnostische Standard in der Erstdiagnose, OP-Planung und Verlaufskontrolle eines Glioblastoms. Üblicherweise stellen sich die Tumoren als randständig kontrastmittelaffine, infiltrierend wachsende Raumforderungen dar. Nekrotische, hämorrhagische oder zystische Anteile sind häufig. In der Routinediagnostik werden u.a. T1-gewichtete Sequenzen vor und nach Kontrastmittelgabe und "*Fluid-Attenuated Inversion Recovery*" (FLAIR)- oder T2-gewichtete Sequenzen verwendet. In ersteren ist der Tumor an der, durch eine Blut-Hirn-Schrankenstörung bedingte, Kontrastmittelaufnahme zu erkennen, während die letzteren beiden eine Einschätzung der nicht Kontrastmittel-aufnehmenden Tumoranteile und des Perifokalödems erlauben. Perfusionsbildgebungen, Spektroskopie und diffusionsgewichtete Sequenzen (DWI) können relevante Zusatzinformationen enthalten und die Abgrenzung zu anderen Kontrastmittel-aufnehmenden Läsionen, v.a. Abszessen, ZNS-Lymphomen und Metastasen erleichtern oder zur Detektion einer sogenannten Pseudoprogression dienen (s.u.) [2-6]. Zur Beurteilung des therapeutischen Ansprechens wurden von der *Response Assessment in Neurooncology* (RANO) Arbeitsgruppe MRT-gestützte Kriterien formuliert, welche in den meisten klinischen Studien [7] und der klinischen Routine angewandt werden (☞ Tab. 3.1). Die Schichtdicke der Aufnahme sollte 5 mm nicht überschreiten und Verlaufskontrollen nach Möglichkeit am gleichen Gerät durchgeführt bzw. durch den gleichen Untersucher befundet werden [8].

3.1.3. Positronenemissionstomographie (PET)

Ergänzend zur MRT hat sich die Aminosäure-PET in der Standarddiagnostik etabliert. Mittels verschiedener Tracer kann der Aminosäurestoffwechsel (meist mittels ^{18}F-Fluorethyltyrosin, FET-PET) des Gewebes dargestellt und hierüber die Aminosäurestoffwechsel-aktiven Tumorareale identifiziert werden. Glucose-basierte Tracer haben sich bei der Diagnostik von primären Hirntumoren nicht durchgesetzt. Das Einsatzgebiet der Aminosäure-PET ist vor allem die Differenzierung zwischen malignen und entzündlichen Gewebe sowie zwischen posttherapeutischen Veränderungen der Radio- bzw. Chemotherapie (Pseudoprogress) und einem Tumorprogress bzw. -rezidiv, welche sich in der MRT ähnlich darstellen können. Außerdem kann die Darstellung der Ausdehnung des Tumors mittels PET in der Zielvolumenplanung der Radiotherapie oder bei der Auswahl eines geeigneten Zielareals bei Durchführung einer Biopsie helfen [9].

Kriterium	Bedingungen
Vollständiges Ansprechen (CR, *complete response*)	CR erfordert im Vergleich zur Baseline-MRT **alle** folgenden Kriterien: (1) Komplette Rückbildung aller KM-aufnehmenden messbaren*, nicht-messbaren* und Nicht-Zielläsionen, für eine Dauer von mindestens 4 Wochen. (2) Keine neue Läsion. (3) Keine Kortikosteroideinnahme (oder nur Substitution im physiologischen Ausmaß). (4) Stabiler oder verbesserter klinischer Zustand. *Liegt keine Aufnahme vor, die die Dauerhaftigkeit des Ansprechens für mindestens 4 Wochen bestätigt, wird dies als SD betrachtet. Patienten mit nicht-messbarer Erkrankung ausschließlich zu Studienbeginn können keine CR haben; Das bestmögliche Resultat ist eine SD.*
Partielles Ansprechen (PR, *partial response*)	PR erfordert im Vergleich zur Baseline-MRT **alle** folgenden Kriterien: (1) ≥50 % Abnahme der Summe der Produkte der in rechten Winkel zueinander stehenden Durchmesser **oder** ≥65 % Abnahme des Gesamtvolumens aller KM-aufnehmenden Zielläsionen für eine Dauer von mindestens 4 Wochen. (2) Keine neue Läsion. (3) Kein Fortschreiten einer nicht-messbaren KM-aufnehmenden Erkrankung oder Nicht-Zielläsionen (☞ Legende). (4) Die vom Patienten eingenommene Kortikosteroiddosis darf die bei Baseline eingenommene Dosis nicht übersteigen. (5) Stabiler oder verbesserter klinischer Zustand. *Liegt keine Aufnahme vor, die die Dauerhaftigkeit des Ansprechens für mindestens 4 Wochen bestätigt, wird das therapeutische Ansprechen als SD bewertet. Patienten mit ausschließlich nicht-messbarer Erkrankung zu Studienbeginn können keine PR haben, das bestmögliche therapeutische Ansprechen ist eine SD.*
Stabiler Verlauf (SD, *stable disease*)	Das therapeutische Ansprechen wird als SD klassifiziert, wenn die Kriterien für CR, PR, oder PD (☞ nächster Absatz) nicht erfüllt sind. Dies ist der Fall bei folgenden Kriterien: (1) Größenstabile Kontastmittelaufnehmende Tumoranteile in der Bildgebung. (2) Keine neuen Läsionen. (3) Keine Progression von nicht messbaren und Nicht-Zielläsionen. * (4) Sollten die Kriterien für SD bei erhöhter Kortikosteroideinnahme erfüllt werden, sich im Verlauf jedoch herausstellen, dass die Erhöhung aufgrund einer PD nötig war, wird die letzte Kontrolle mit identischer Kortikosteroideinnahme im Vergleich zur Baseline als SD gewertet und alle folgenden als PD. (5) Stabiler oder verbesserter klinischer Zustand.

Progress/Rezidiv (PD, *progressive disease*)	Das therapeutische Ansprechen wird als Progress oder Rezidiv gewertet wenn **mindestens eines** der folgenden Kriterien im Vergleich zur Baseline oder dem besten therapeutischen Ansprechen (falls erreicht) zuvor zutrifft. (1) ≥40 % Zunahme des Gesamtvolumens (alternativ ≥25 % Zunahme der Summe der Produkte der in rechtem Winkel zueinander stehenden Durchmesser) aller KM-aufnehmenden Läsionen bei stabiler oder erhöhter Kortikosteroiddosis verglichen mit der Voraufnahme unter aktueller Therapie (bzw. Baseline) mit dem kleinsten Tumorvolumen und erneute Zunahme nach den oben genannten Kriterien bei einer zweiten Bildgebung nach mindestens 4 Wochen verglichen mit der ersten Bildgebung, bei der die oben genannten Kriterien erfüllt waren. (2) Falls in den Vorbildgebungen **keine** KM-aufnehmende Läsion darstellbar war, zählt jede neue KM-aufnehmende Läsion >10 mm × 10 mm, wenn bei einer zweiten Bildgebung nach mindestens 4 Wochen die oben genannten Kriterien der Volumenzunahme erfüllt sind. (3) Definitiver Nachweis einer leptomeningealen Tumoraussaat. (4) Deutliche Progression von nicht-messbaren Läsionen. * (5) Eindeutige Progression von vorbestehenden Nicht-Zielläsionen. (6) Deutliche Verschlechterung des klinischen Zustands, welche nicht ausreichend durch alternative Ursachen erklärt werden kann. (7) Aufgrund von Tod oder deutlicher klinischer Verschlechterung keine erneute Bildgebung möglich.

Tab. 3.1: MRT-gestützte Kriterien der RANO zur Beurteilung des therapeutischen Ansprechens. Angepasst nach [7].

Ein Progress nicht-messbarer Läsionen erfordert eine Zunahme der bidirektionalen Durchmesser um mindestens 5×5 mm auf ≥10×10 mm. Dieser sollte zur Summe der Zielläsionen addiert werden. Die Bewertung als *"overall progression"* erfordert eine Zunahme der Summe der Produkte der im rechten Winkel zueinander stehenden Durchmesser um ≥25 % oder eine Zunahme des Volumens der Zielläsionen und der als Progress gewerteten nicht-messbaren Läsion(en) um ≥40 %.

Das Progress von Nicht-Zielläsionen erfordert eine Zunahme der Summe der Produkte im rechten Winkel zueinander stehenden Durchmesser um ≥25 % oder eine Zunahme des Volumens der Läsion(en) um ≥40 %. Dieser sollte zur Summe der Zielläsionen addiert werden. Die Bewertung als *"overall progression"* erfordert eine Zunahme der Summe der Produkte im rechten Winkel zueinander stehenden Durchmesser um ≥25 % oder eine Zunahme des Volumens der Zielläsionen und der als Progress gewerteten Nicht-Zielläsion(en) um ≥40 %.

Die Bewertung als *"overall progression"* ausschließlich auf der Grundlage eines Progresses der Nicht-Zielläsionen bei SD oder PR der Zielläsionen ist unüblich.

KM: Kontrastmittel; **Baseline**: Vergleichsaufnahme zu Beginn der aktuellen Therapie.

* Messbare und nicht-messbare Kontrastmittel-aufnehmende Läsion: Als messbare Läsionen gelten Kontrastmittel-aufnehmende oder nicht-Kontrastmittel-aufnehmende Läsionen mit klar definierten Rändern im MRT, wobei beide im rechten Winkel zueinander stehenden Durchmesser in einer jeweiligen Schicht mindestens 10 mm betragen und auf zwei oder mehr Schichten sichtbar sind, die vorzugsweise höchstens 4 mm auseinander liegen mit 0-mm-Zwischenspalt.

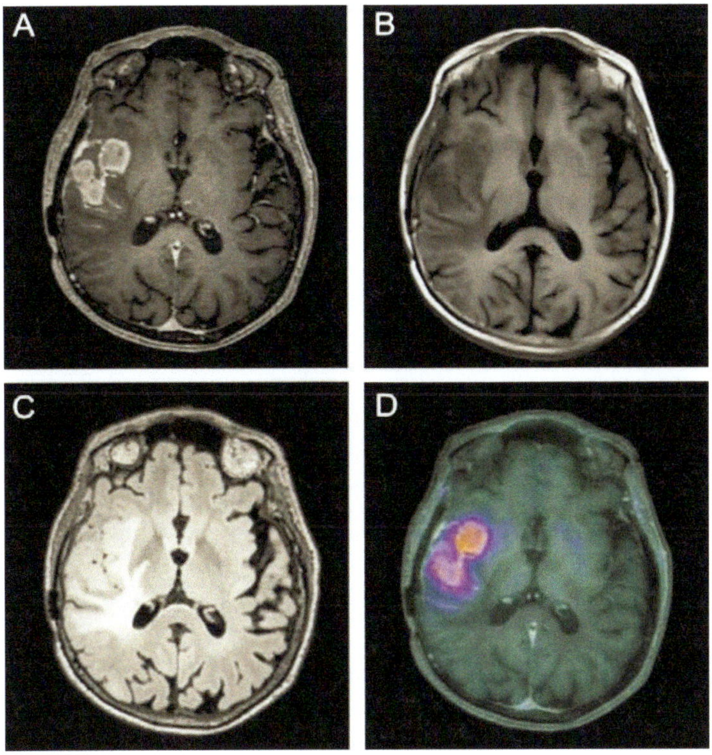

Abb. 3.1: Repräsentative Bildgebungen eines GBM. Rezidiv eines Glioblastoms mit Schrankenstörung und Anteilen rechts frontal, temporal und insulär dargestellt mittels axialer T1-gewichteter MRT-Bildgebung nach (**A**) bzw. vor (**B**) Gabe von Kontrastmittel, *Fluid-Attenuated Inversion Recovery* (FLAIR) MRT-Sequenz (**C**) und Positronenemissionstomographie (PET) mit dem Tracer ^{18}F-Ethyltyrosin (FET, **D**). Im Tumorareal sieht man eine pathologisch gesteigerte Stoffwechselaktivität, die allerdings nicht nur visuell sondern noch mittels verschiedener PET-spezifischer Parameter genau quantifiziert wird. Es wird z.B. ein Quotient des *Tracer-Uptakes* im Tumor und auf der gesunden Gegenseite bestimmt, *Tumor-to-Brain Ratio* (TBR).

3.1.4. Pseudoprogression

Insbesondere im 12-Wochen-Intervall nach Strahlentherapie, aber auch im späteren Verlauf (*late pseudoprogression*, z.B. ein Jahr nach Bestrahlung, siehe weiter unten), sowie möglicherweise auch unter Chemotherapie bzw. medikamentöser Therapie (vor allem durch immunologische Ansätze) kann es bei Patienten mit Glioblastomin der MRT zu einer sogenannten Pseudoprogression, also einem "Scheinwachstum" kommen. Dabei ähnelt das Bild in den MRT-Verlaufskontrollen einem Tumorprogress, obwohl kein tatsächliches Tumorwachstum vorliegt. Es handelt sich dabei um therapieassoziierte Veränderungen, die in der MRT einen Progress imitieren können. Dabei kommt es zum Beispiel unmittelbar nach Strahlentherapie innerhalb des Strahlenfeldes zu einer Zunahme vorbestehender oder neuer kontrastmittelaffiner Läsionen, ohne dass diese kontrastmittelaffinen Läsionen einem Tumorwachstum entsprechen, sondern Folge der Strahlentherapie selbst sind. Progression und Pseudoprogression müssen bestmöglich voneinander differenziert werden, da das therapeutische Management komplett unterschiedlich ist. Definierend für die Pseudoprogression ist, dass die Läsionen in der Regel im Verlauf nicht größer werden oder wieder rückläufig sind, ohne dass die tumorspezifische Therapie geändert wird (☞ Kap. 3.1.2. "Magnetresonanztomographie (MRT)") [94, 95].

Die Inzidenz der Pseudoprogression beim Glioblastom variiert in der Literatur. Pseudoprogression kann jedoch nach derzeitigem Wissen bei ungefähr 30 bis 40 % der Patienten nachgewiesen werden [96]. Der positive prognostische Wert einer Pseudoprogression ist umstritten. Vollständig verstanden sind die Mechanismen der Pseudoprogression nicht, es ist jedoch wahrscheinlich, dass die Radiochemotherapie aufgrund der erwünschten Schädigung von Gewebe (Nekrose), Tumorzellen und Endothelzellen zu Sekundärreaktionen wie Ödemen und abnormaler Gefäßpermeabilität im Tumorbereich führt, die in der MRT wie ein Tumorprogress aussehen können. Darüber hinaus sind auch Entzündungsreaktionen mit Immunzellinfiltration beschrieben. Pseudoprogression ist kein alleiniges Phänomen der frühen Phase nach abgeschlossener Radiotherapie, sondern kann auch lange Zeit danach auftreten [97-100]. Pseudoprogressionen können sich beispielsweise auch erst ein Jahr oder länger nach abgeschlossener Radiotherapie entwickeln [97]. Eine Pseudoprogression kann bei Gliomen zudem auch mehrfach beim gleichen Patienten auftreten [101]. Unter der Kombinationstherapie mit CCNU und Temozolomid scheint die Pseudoprogression möglicherweise etwas später aufzutreten und gelegentlich ungewöhnlich zu verlaufen (zunächst z.B. Läsionswachstum in der MRT-Folgekontrolle, dann Rückgang der Läsionen). Hierzu gibt es allerdings noch keine suffizienten Daten [102, 103]. Darüber hinaus scheinen Patienten mit MGMT-Promotormethylierung ohnehin häufiger von Pseudoprogression betroffen zu sein als jene ohne MGMT-Promotormethylierung [98, 104, 105]. Aber auch hier ist die Evidenzlage noch nicht suffizient genug.

Die Differenzierung zwischen Pseudoprogress und Progress ist für die Patienten von enormer Wichtigkeit. Eine Fehlinterpretation, bei dem eine Pseudoprogression für einen echten Progress gehalten wird, kann fatale Folgen für den Patienten haben und in ein verfrühtes Absetzen der eigentlich wirksamen Therapie mit beispielsweise noch nicht indizierter Re-Bestrahlung oder Re-Operation münden. Zudem können Patienten fälschlicherweise in Rezidivstudien eingeschlossen werden, ohne dass ein Progress vorliegt, was so zu verfälschten Studienergebnissen führen kann [106]. Im Rahmen der Aktualisierung der RANO-Kriterien wird daher auch regelmäßig Stellung bezogen, nach welchen Kriterien es nach aktuellem Stand der Wissenschaft gelingen kann, einen Pseudoprogress von einem wahren Progress abzugrenzen. Nach den aktuellen RANO 2.0-Kriterien wird die erste MRT nach Strahlenchemotherapie, deren Anfertigung optimalerweise 21 bis 35 Tage nach Abschluss der Strahlentherapie erfolgen soll, als Baseline-Untersuchung angesehen, in der somit definitionsgemäß kein Progress diagnostiziert werden kann, außer wenn gänzlich neue Läsionen komplett außerhalb des Strahlenfeldes liegen (sogenannte "*Out of Field*"-Läsionen) (☞ Kap. 3.1.2. "Magnetresonanztomographie (MRT)"). Innerhalb von zwölf Wochen nach Abschluss der Strahlentherapie ist die Pseudoprogressionsrate besonders hoch, sodass die RANO 2.0-Kriterien zur Bestätigung eines Progresses in diesem Zeitraum nicht nur eine weitere MRT vier bis acht Wochen nach der Baseline-MRT fordern, die eine Progression gemäß der Kriterien nachweist (☞ auch Tab. 3.1), sondern darüber hinaus auch eine weitere MRT nach frühestens weiteren vier Wochen, die den Progress bestätigt [96].

Insgesamt gelingt die Differenzierung zwischen Progress und Pseudoprogress mit Hilfe der standardmäßigen MRT häufig nur unzureichend. Zur weiteren Differenzierung zwischen Progress und Pseudoprogress können daher weitere Bildgebungsverfahren wie die Diffusions-MRT, die dynamische Suszeptibilitätskontrast-MRT (Perfusions-MRT) oder die Aminosäure-Positronen-Emissions-Tomographie (PET) angewendet werden, wobei deren Nützlichkeit noch ausreichend nachgewiesen werden muss [96]. Insbesondere bei der Aminosäure-PET besteht bei der Detektion einer pathologischen Aminosäurestoffwechselaktivität häufig die Problematik, dass keine PET-Voraufnahme vorliegt und somit unklar ist, wie hoch die Traceraufnahme in der Region zuvor war. Dies ist kann insbesondere dann relevant sein, wenn im Bereich der Pseudoprogress-suspekten Region bereits vorher bildgebend Tumor nachgewiesen wurde. Auch diesbezüglich wird inzwischen der Stellenwert einer sogenannten Baseline-PET diskutiert, um den Verlauf der Traceraufnahme besser beurteilen zu können [107].

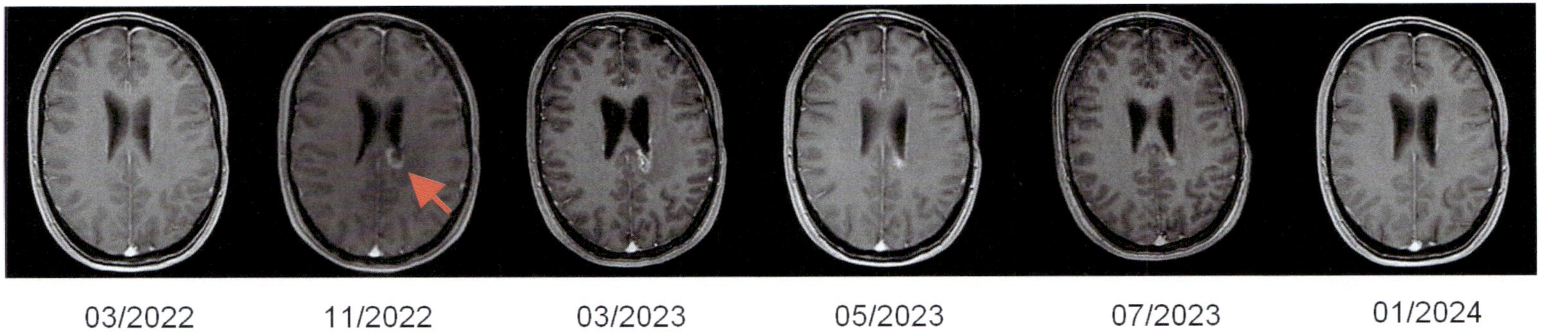

Abb. 3.2: Bildgebender Verlauf einer Pseudoprogression links periventrikulär nach Radiochemotherapie bei einer 29-jährigen Frau. Die Strahlentherapie war zum Zeitpunkt des Auftretens im November 2022 bereits über 1,5 Jahre beendet. Mittels FET-PET wurde ein TBRmax von 1,7 in der Läsion gemessen. Da der gemessene Wert unterhalb des internen Grenzwerts für vitales Tumorgewebe liegt und die Läsion im Bestrahlungsfeld lag, wurde der Verdacht eines Pseudoprogresses gestellt. Es wurden engmaschige MRT-Verlaufskontrollen durchgeführt, die die Verdachtsdiagnose "Pseudoprogression" bestätigten.
⬅ deutet zum Ort der Pseudoprogression.

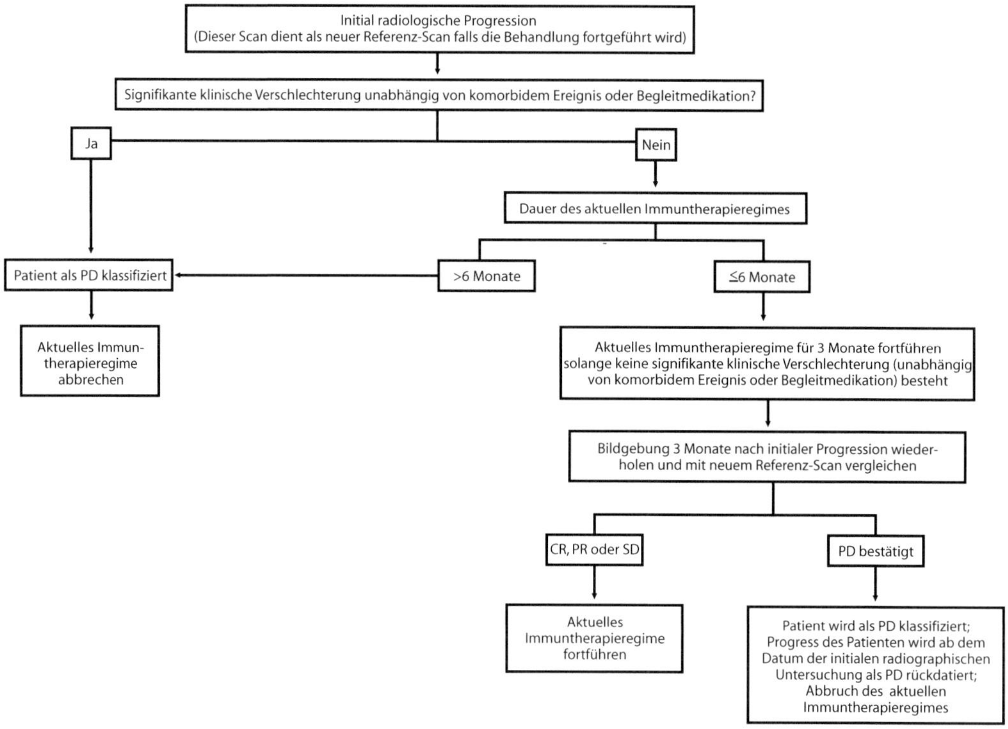

Abb. 3.3: iRANO-Kriterien. PD= Progressive Disease, CR= Complete Response, PR= Partial Response.

Im Rahmen von Studien mit Immuntherapien werden häufig die sogenannten iRANO-Kriterien angewendet, die die Besonderheiten der Immuntherapien mit entsprechenden Veränderungen in der MRT-Bildgebung entsprechend berücksichtigen sollen. Da therapieassoziierte Veränderungen durch Immuntherapien nicht immer zwangsläufig erwünscht sein müssen, verweisen die iRANO-Kriterien darauf, dass ein Abbruch der Immuntherapie bei bildgebendem Verdacht auf einen Progress dann gerechtfertigt ist, wenn es zu einer wesentlichen klinischen Verschlechterung kommt, die unabhängig von beispielsweise Medikamentennebenwirkungen ist, oder wenn die bildgebende Veränderung nach mehr als sechs Monaten nach Beginn der Immuntherapie auftritt. Innerhalb des 6-Monats-Intervalls wird zu MRT-Verlaufskontrollen in dreimonatigen Abständen geraten. Bei einem weiteren Progress des Tumors in der Verlaufsbildgebung kann dabei ein Progress nach iRANO diagnostiziert werden [108].

In seltenen Fällen mit unklarem Verlauf (Pseudoprogression vs. echter Progress) kann neben der Bildgebung sicherlich auch eine Biopsie zur Diagnostik erwogen werden. Jedoch ist auch diese nicht immer wegweisend, insbesondere wenn die vermutete Pseudoprogression in einem Bereich liegt, in dem bereits initial ein Tumorbefall (z.B. im Rahmen einer FLAIR-Läsion) vermutet wurde, da der Nachweis von Tumorzellen in diesem Areal nicht unbedingt mit einem Progress gleichzusetzen ist, sondern gegebenenfalls lediglich residuelle Tumorzellen nachgewiesen werden. Die typischen pathologischen Veränderungen im Rahmen der Pseudoprogression, wie zum Beispiel Nekrose, Ödeme, Gliose, Thrombose oder Gefäßverschlüsse, können trotzdem sichtbar sein. Die Interpretation der Biopsiebefunde kann daher erschwert sein, sodass die Biopsie in der Diagnostik der Pseudoprogression nicht unbedingt sicher weiterhelfen muss [100, 109].

Sollte eine Pseudoprogression symptomatisch werden und therapiert werden müssen, bieten sich Dexamethason oder Bevacizumab als Kortisonersatz zur Ödemtherapie bzw. symptomatischen Therapie (z.B. auch bei einer Radionekrose) an. Bevacizumab ist insbesondere im Rahmen von Immuntherapien dem Kortison vorzuziehen, da hierdurch in der Regel keine signifikante Immunsuppression induziert wird. Im Einzelfall, und bei persistierender klinischer Symptomatik nach gescheiterten Versuchen der Kortisondosisreduktion, kann auch ein operatives Prozedere diskutiert werden. Wie bereits oben erwähnt, sollte die tumorspezifische Therapie bei Pseudoprogression anschließend nicht verändert werden.

3.2. Weitere Präoperative Diagnostik

3.2.1. Liquorpunktion

Die Liquordiagnostik spielt bei V.a. auf einen glialen Tumor, wie z.B. ein Glioblastom kaum eine Rolle. Sie ist dann indiziert, wenn z.B. ein Abszess (z.T. auch ringförmiges Kontrastmittelaufnahme, wie beim Glioblastom), eine Meningeosis gliomatosa, eine entzündliche Läsion oder ein Lymphom ausgeschlossen werden soll. Zuvor sollte auf Anzeichen einer intrakraniellen Drucksteigerung geachtet werden, bei denen eine Liquorpunktion kontraindiziert sein könnte. Erste experimentelle Untersuchungen zeigen, dass es zudem möglich ist, aus der per Liquorpunktion gewonnenen zellfreien DNA tumorspezifische Mutationen und Modifikationen des Methyloms nachzuweisen, was den Stellenwert der Liquordiagnostik zur Diagnosestellung in den kommenden Jahrzehnten wesentlich anheben könnte [10, 11].

3.2.2. Elektroenzephalographie

Eine Elektroenzephalographie (EEG) kann zur Beurteilung einer tumorassoziierten Epilepsie und unklaren Bewusstseinsalterationen sinnvoll sein, wird jedoch nicht bei jedem Patienten empfohlen. Zudem sind EEG-Veränderungen, z.B. fokale Verlangsamungen, bei Hirntumoren eher die Regel als Ausnahme und haben ohne epileptischen Anfall meist keine weitere Konsequenz. Die Diagnose einer (strukturellen) Epilepsie kann bereits beim Vorhandensein eines malignen, nicht heilbaren Hirntumors (= irreversible Ursache und damit chronisch disponierende Pathologie mit mind. 60%igem Risiko für erneuten Anfall innerhalb von 10 Jahren) sowie einem unprovozierten epileptischen Anfall auch ohne EEG gestellt werden. Bei einem bösartigen Hirntumor und insbesondere bei einem Gliobastom gehen wir in der Regel von so einem Risiko aus. Schwieriger wird die klinische Beurteilung bei Anfällen, die im zeitlichen Zusammenhang z.B. zu einer OP oder anderen, nur temporär vorliegenden Faktoren (wie z.B. einer Hyponatriämie oder einem Infekt) stehen – wenn also zwischen einem akut symptomatischen und einem unprovoziertem Anfall unterschieden werden muss. Hier, sowie bei einigen Spezialfragestellung kann der Nachweis von Epilepsie-typischen Potenzialen, sog. Epilepsie-verdächtige Transienten helfen, das Anfallrezidivrisiko einzuschätzen.

3.2.3. Hirnbiopsie und Diagnosesicherung

Die endgültige Diagnose eines GBM kann nicht ausschließlich mittels einer zerebralen Bildgebung (z.B. MRT) gestellt werden. Eine histologische und molekularpathologische Diagnosesicherung ist für die definitive Diagnose und die Festlegung der Therapie obligat, ein operativer Eingriff daher notwendig. Die Diagnose wird dann anhand der histologischen Beurteilung und molekularpathologischen Untersuchungen gestellt. Wobei in der neuesten WHO-Klassifikation die molekularpathologische Beurteilung deutlich gewichtiger wurde.

Für die Wahl des geeigneten operativen Eingriffs sind vor allem das Ausmaß der neurologischen Defizite und die Wahrscheinlichkeit einer Besserung/Verschlechterung derselbigen durch den Eingriff zu berücksichtigen. Insbesondere bei asymptomatischen Patienten und begründetem Verdacht auf einen lediglich niedrig malignen Tumor in hoch eloquenter Lage kommt dem mutmaßlichem Operationsrisiko besondere Aufmerksamkeit zu. In solchen sehr seltenen Fällen, wenn also durch den operativen Eingriff mit einem neurologischen Defizit zu rechnen ist, kann ggf. auch einmal die früher etwas häufiger praktizierte *watch-and-wait*-Strategie, also eine alleinige bildgebende Verlaufskontrolle zur Einschätzung der Tumordynamik diskutiert werden. Solche Entscheidung sollten allerdings in einem Tumorboard besprochen werden, da die Bildgebung alleine keine sichere Einschätzung der Tumorentität erlaubt. Mit der stereotaktischen Biopsie steht allerdings eine minimalinvasive Operationsmethode mit verhältnismäßig geringem Risiko (Mortilitätsrate <1 %) zur Verfügung, sodass diese Szenarien sehr selten sind [12, 13]. Bei diesem Verfahren kann präoperativ anhand der MRT oder PET ein Ziel im

Tumorareal festgelegt und am Computer ein sicherer Zugangsweg an den zu schonenden anatomischen Strukturen vorbei geplant werden. Dann wird in Vollnarkose ein stereotaktischer Ring am Kopf der Patienten befestigt, bevor eine erneute Bildgebung durch- und mit der vorherigen Planung zusammengeführt wird. Im Anschluss kann die Probe über ein kleines Bohrloch und mittels einer dünnen Stanze zielgenau aus dem zuvor festgelegten Areal gewonnen werden. Im Regelfall ist eine Entlassung der Patienten aus der stationären Betreuung bereits nach wenigen Tagen möglich.

Alternativ kann eine offene Biopsie oder Resektion des Tumors erfolgen. Da das Resektionsausmaß ein prognostischer Marker für das Überleben der Patienten ist, wird eine möglichst maximale (sichere) Resektion bei gleichzeitig möglichst geringem Funktionsverlust angestrebt [14, 15]. Ziel ist die Durchführung einer möglichst makroskopisch kompletten Tumorresektion [16-21]. Mikroskopisch gelingt dies bei den invasiv wachsenden Tumoren, welche teilweise sogar die kontralaterale Hirnhälfte infiltrieren können, praktisch nie. Neben dem Kontrastmittel-aufnehmenden Anteil des Tumors, welcher postoperativ prognostisch relevant für das Überleben der Patienten ist [22], sollte aber auch der nicht Kontrastmittel-aufnehmende Teil des Tumors in die Resektionsplanung einbezogen werden [23]. Ob aber im Falle einer nur nahezu vollständigen Komplettresektion oder gar einer Teilresektion nicht lieber eine risikoärmere Biopsie durchgeführt werden soll, wird weiterhin kontrovers diskutiert. In mehreren Studien klingt an, dass die Resektion nur dann mit einem prognostischen Vorteil einhergeht, wenn eine Komplettresektion erreicht werden kann, während nahezu vollständige Resektionen im Vergleich zu Biopsien keinen wesentlichen Einfluss auf das Überleben der Patienten haben [17, 20]. Im Gegensatz hierzu konnte eine Studie des Deutschen Gliom-Netzwerks nachweisen, dass das mittels PET bestimmte stoffwechselaktive Tumorvolumen nach Resektion und vor Beginn der Radiochemotherapie mit dem Überleben der Patienten korrelierte. Dies kann als Argument für die Durchführung von Teilresektionen verstanden werden [24]. Obwohl die Auswirkungen des Resektionsausmaßes somit noch nicht endgültigen geklärt

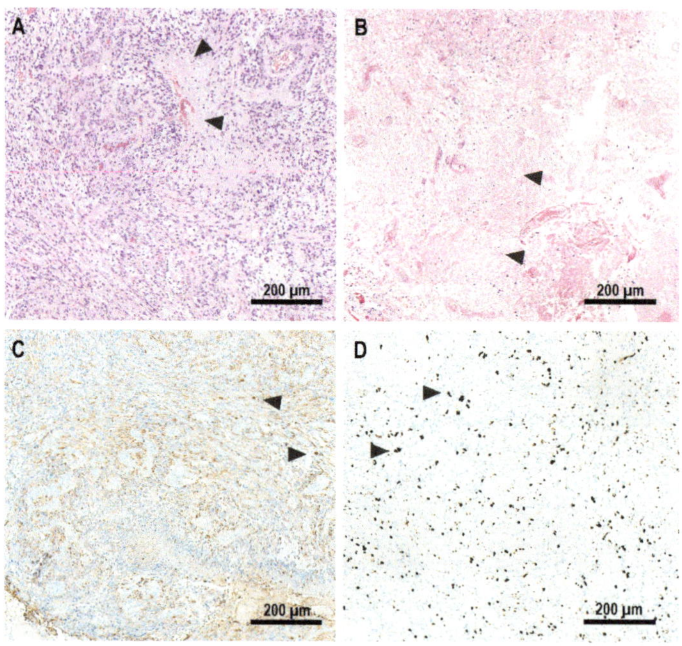

Abb. 3.4: Repräsentative histopathologische Schnitte eines GBM. **A**, **B** (HE): Ein zelldichter polymorpher astrozytärer Tumor mit mikrovaskulären Proliferaten, strichförmigen Nekrosen (**A**) und flächigen Nekrosen (**B**). **C**: Die Tumorzellen färben sich positiv auf das saure Gliafaserprotein (GFAP IHC-Färbung)). **D**: Der Ki67-Proliferationsindex liegt bei ca. 10 % (Ki67-Färbung).
Die Pfeile zeigen jeweils repräsentative Abschnitte der beschriebenen Befunde.

sind, tendieren wir häufig eher zur größtmöglichen Tumorentfernung, so dass auch eine größere Menge an Gewebe für die weitere Aufarbeitung gewonnen wird, was auch für therapeutische Erwägungen von Vorteil sein kann. Im Vordergrund steht aber natürlich immer der neurologische Funktionserhalt.

Zur intraoperativen Abgrenzung des Tumors werden u.a. Neuronavigation, intraoperative MRT, Ultraschalldiagnostik und fluoreszierende Substanzen (z.B. 5-ALA) mit Anreicherung im Tumorgewebe genutzt [18]. Intraoperative Stimulations- und Monitoringverfahren helfen dabei, die postoperativen neurologischen Defizite bei maximal möglichem Resektionsausmaß möglichst gering zu halten [25].

Die Indikation zur Wahl des operativen Verfahrens sollte im interdisziplinären Konsens, jedoch auf alle Fälle in Beratung eines erfahrenen neurochirurgischen Operateurs gestellt werden. Die diagnostische Sicherheit während der Operation wird z.T. durch ein Schnellschnitt- oder zytologische Verfahren, bei welchem ein Neuropathologe bereits während der laufenden Operation eine erste Einschätzung zum Befund gibt, erhöht [2]. Hierdurch wird ebenfalls während der OP sichergestellt, dass diagnostisch verwertbares Gewebe entnommen wurde. Diese Vorgehensweise wird insbesondere bei Biopsien oder bei einer Resektion von unklaren Raumforderungen eingesetzt. Eine endgültige Klassifikation erfolgt im Anschluss an die Operation.

3.3. Neuropathologische (makroskopische und histologische) Beurteilung

In der initialen makroskopischen Beurteilung des Gewebes werden repräsentative Gewebestücke oder -anteile identifiziert und für die weiteren histologischen Untersuchungen ausgewählt. GBM bilden makroskopisch keine klaren Grenzen und können farblich von hautfarben über grau bis zu nekrotischem Gelb variieren. Hämorrhagische Einblutungen sind häufig, ebenso wie eine zentrale Nekrose oder zystische Anteile. Erster Schritt der histologischen Untersuchung ist die Beurteilung einer Hämatoxylin-Eosin-Färbung am Paraffinschnitt. Mikroskopisch stellen sich Glioblastome zumeist als zelluläre, höchst anaplastische (d.h. nicht oder nur schlecht den "differenzierten" Zelltypen des ZNS zuzuordnen) Tumore dar. Zell- und Kernpolymorphien, ein hoher Anteil Ki-67-positiver Zellkerne als Anzeichen der erhöhten Mitoserate, sowie vor allem mikrovaskuläre Proliferate und nekrotische Areale sind typisch. Sowohl vitales Tumorgewebe als auch nekrotische Areale können dicht durch Makrophagen und Mikroglia infiltriert sein. Auch wenn Glioblastome den astrozytären Tumoren zugerechnet werden, nehmen die Tumorzellen eine Vielzahl unterschiedlicher morphologischer ("multiformer") Charakteristika an (☞ Abb. 3.4). Glioblastome exprimieren ebenso wie physiologische Astrozyten das saure Gliafaserprotein (GFAP), welches in immunhistochemischen Färbungen nachgewiesen werden kann [26]. Die Bedeutung der rein histologischen Beurteilung hat in den letzten Jahren jedoch abgenommen [91, 92]. Während vor wenigen Jahre der Nachweis von mikrovaskulären Proliferaten oder Nekrosen im histologischen Schnitt noch pathognomisch für die Diagnose eines GBM waren, kann heutzutage auch eine erweiterte Molekularpathologie entscheidend sein. Um die Diagnose eines GBM zu stellen, ist der Nachweis eines astrozytären/oligodendroglialen IDHwt-Tumors entweder mit mikrovaskulären Proliferaten, Nekrose oder spezifischen molekularen Alterationen (TERT-Promotor-Mutationen, EGFR-Amplifikationen oder der chromosomale Abberation +7/−10) nötig [27].

Trotz ihrer "multiformen" Gestalt gibt es einige GBM, bei denen ein besonderer Zelltyp vorherrscht, der zur Definition eines histologischen Subtyps geführt hat. Für die klinische Routine ist diese Unterteilung allerdings wenig bis gar nicht relevant. Als Gemistozyten versteht man aktivierte Astrozyten / astrozytäre Tumorzellen mit einem überdurchschnittlich großen homogenen eosinophilen Zytoplasma und exzentrischen Zellkern. Ab einem Anteil gemistozytischer Tumorzellen >20 % werden GBM als gemistozytische GBM bezeichnet. Ähnlich verhält es sich mit Riesenzell-GBM, welche sich durch einen hohen Anteil großer multinukleärer Tumorzellen auszeichnen und auf molekularer Ebene mit einer Defizienz der Mismatch-Reparatur oder POLE-Mutationen assoziiert sind [28, 29]. Riesenzell-GBM wachsen makroskopisch verhältnismäßig homogen und umschrieben, weswegen präoperativ Verwechslungen mit Metastasen oder sogar Meningeomen möglich sind. Eine weitere Subgruppe, die in der präoperativen Bildgebung aufgrund ihres homogen, umschrieben Wachstums leicht mit Metastasen verwechselt werden könnte, sind die Gliosarkome. Gliosarkome machen ca. 2 % der GBM aus. Namensgebend ist die prominente mesenchymale "sarkomatöse" Komponente [30, 31]. Die molekularen Mechanismen hinter der Entwicklung der Gliosarkome sind noch nicht vollständig geklärt, die geläufigste Hypothese lautet jedoch, dass diese auf eine phänotypischen Veränderung der GBM-Zellen zurückzuführen ist und es sich somit um Zellen mit einem gemeinsamen GBM-Ursprung (jedoch unterschiedlichen Phänotypen) statt um zwei sich simultan entwickelnde Tumoren handelt. Dass in beiden Komponenten des Tumors meist ähnliche molekulare Abberationen zu finden sind und diese dem genetischen Profil der anderen GBM-Subtypen stark ähneln, unterstützt die Hypothese zusätzlich [32, 33]. Gliosarkome gehören zu den GBM-Subtypen, die eine etwas stärkere Tendenz zu spinaler oder sogar systemischer Metastasierung zeigen [34-36] und gelegentlich auch ossär infiltrieren können.

Epitheloide GBM verdanken ihren Namen einem großen Anteil von Epitheloidzellen mit eosinophilem Zytoplasma und können vom Aussehen her an Melanomzellen erinnern. Korrespondierend hierzu finden sich auch gehäuft eine *BRAFV660E*-Mutation, was die Tumoren jedoch ggf. einer zielgerichteten Therapie mit BRAF/MEK-Inhibitoren zugänglich machen kann [37, 38]. Weitere Morphologien, die histologisch dominieren und eine Subgruppe definieren können, sind epitheliale Zellen, eine oligodendrogliale Komponente (gehäuft bei PGFR3-TACC3-Fusionen), kleine monomorphe hochproliferative GBM-Zellen (namensgebend für Kleinzell-GBM) mit häufig aggressivem Verlauf, eine neuroektodermale Komponente, granuläre PAS-positive GBM-Zellen und Tumorzellen mit Lipidablagerungen [39-44]. Auch bei Tumoren mit einem dominierenden Zelltyp sollte jedoch nie außer Acht gelassen werden, dass die GBM-bildenden Zellen sich stets sehr heterogen zusammensetzen. Es lässt sich spekulieren, dass diese Heterogenität und Plastizität die therapeutische Resistenz und Fähigkeit zur Rezidivbildung der Tumoren wesentlich beeinflusst.

Im Gehirn ist das infiltrative Wachstum der GBM eine ihrer vorherrschenden Eigenschaften. Die Infiltrationszone erstreckt sich regelmäßig mehrere Zentimeter über den in der Bildgebung sichtbaren Teil der GBM. Einzelne Tumorzellen können teilweise noch längere Strecken zurücklegen. Diese Zellen können außerhalb des chirurgischen und strahlentherapeutischen Zielgebiets liegen und den Grundstein für die Entwicklung eines Tumorrezidivs legen [45]. Autopsien zeigen, dass bis zu zwei Drittel aller GBM-Patienten mittlerweile nicht mehr an einer "Einklemmung" durch Zunahme des intrakraniellen Drucks, sondern an einer Infiltration des Hirnstammes versterben [46]. Multiple intra- und extrazelluläre Mechanismen beeinflussen das Invasionsverhalten der Tumorzellen und sind Diskussion experimenteller Forschung [47, 48]. Weitere typische Eigenschaften der GBM-Zellen sind eine erhöhte Proliferation, welche am häufigsten erreicht wird über eine Ausschaltung des über *RB1* regulierten Zellzyklus-Checkpoints, z.B. über molekulare Veränderungen an *RB1, CDK4, CDKN2A* oder *CDKN2B* [98], und eine Ausschaltung der Apoptose-induzierender Signalkaskaden, z.B. über Mutationen von *TP53, CDKN2*-Deletionen oder Amplifikationen der TP53-Regulatoren *MDM2* bzw. *MDM4* [49, 50]. Die Proliferation kann in der Routinediagnostik mittels Ki67-Färbungen abgeschätzt werden. Möglicherweise hat dies aber keine prognostische Relevanz.

3.4. Molekularpathologie und Pathophysiologie

Das Update der vierten Edition der WHO-Klassifikation für Tumoren des Zentralen Nervensystems, welche 2016 publiziert wurde, brachte einen Paradigmenwechsel in der Einteilung von Hirntumoren mit sich, welcher in der aktuellen fünften Version von 2021 fortgeführt wurde: Statt der reinen histologischen Beurteilung steht vermehrt die Molekularpathologie der Tumoren im Fokus. Ein Meilenstein auf dem Weg zur molekularen Klassifikation waren umfangreiche Analysen des Tumormethyloms. Methylierung ist eine epigenetische Modifikation des Erbmaterials, mit welcher die Expression von Genen beeinflusst werden kann, ohne damit das Genom selbst zu verändern. Dies wird unter physiologischen Umständen u.a. dazu genutzt, Gene bei der Ausdifferenzierung

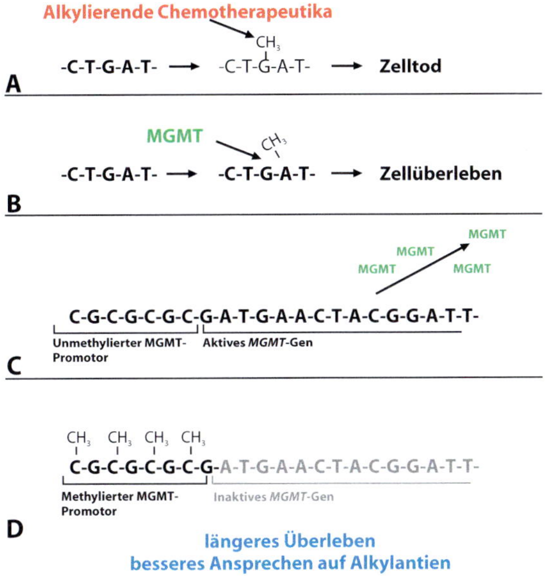

Abb. 3.5: Besondere therapeutische Relevanz besitzt das Reparaturprotein MGMT (Methylguaninmethyltransferase). A) Eine akylierende Chemotherapie hinterlässt Alkylierungsschäden an der DNA. B) MGMT repariert diese Alkylierungsschäden der DNA an der O6-Position von Guanin. C) und D) MGMT-Bildung wird primär über seine Transkription/Translation reguliert, welche wiederum primär von der epigenetischen Promotormethylierung abhängt. Da alkylierende Chemotherapeutika wie Temozolomid jedoch über ebensolche Alkylierungsschäden wirken, sprechen Tumorzellen mit methyliertem MGMT-Promoter (und somit mutmaßlich niedriger Transkription/Translation von MGMT) besser auf die Chemotherapie an. C) Bei fehlender MGMT Promotormethylierung wird „viel" MGMT gebildet, D) bei MGMT-Promotormethylierung „wenig", und damit ist das Ansprechen auf eine alkylierende Chemotherapie besser (prädiktive Rolle des MGMT-Promotormethylierungsstatus) [88-90]. Aber auch unabhängig vom Einsatz einer alkylierenden Chemotherapie haben Patienten mit einem methylierten MGMT-Promotor eine bessere Prognose (prognostische Rolle des MGMT-Promotormethylierungsstatus). Die MGMT-Promotormethylierung ist somit ein relevanter prognostischer und auch prädiktiver Marker und ist Teil der klinischen Routine (siehe auch Abschnitt "Grundlagen medikamentöse Therapie").

einer Zelle zu deaktivieren. Das Tumormethylom spiegelt die Methylommuster der Ursprungszelle bzw. des Ursprungszelltyps sowie die im Verlauf des Lebens erworbenen Veränderung wider [51, 52]. Für eine valide Diagnostik sind bereits geringe Mengen ausreichend [53]. Interessanterweise lassen sich auch innerhalb von Tumorentitäten, die histologisch ein identisches bzw. sehr ähnliches Bild bieten, epigenetische Subgruppen identifizieren [51-55]. In einer 2018 publizierten Arbeit wurde eine Methylom-basierte Subklassifikation vorgestellt, die eine wesentlich differenziertere Einteilung erlaubt, als dies bisher der Fall war [56]:

Hirntumoren von insgesamt 76 verschiedenen histologischen Entitäten wurden basierend auf ihren epigenetische Profilen analysiert und klassifiziert mit einem erstaunlichen Ergebnis: Die Tumoren teilten sich auf insgesamt 82 epigenetische Klassen auf, welche allerdings nur teilweise den bestehenden und bekannten Tumorentitäten entsprachen. Bei zuvor etablierten Tumorentitäten wie der "Gliomatosis cerebri" stellte sich heraus, dass diese auf molekularer Ebene keine eigenständige Tumorentität darstellten, sondern vielmehr eine Mischung anderer existierender Tumorentitäten [57]. Andere Diagnosen bzw. Tumor-Subgruppen waren bis dato gar nicht bekannt und in den vorherigen WHO-Klassifikationen deswegen nicht aufgeführt. An 1.104 Proben wurde zudem die klinische Anwendbarkeit evaluiert, in dem die Methylom-basierte Analyse mit der über die "klassische" histopathologische Aufarbeitung gestellte Diagnose verglichen wurde. Nur in 76 % der Fälle stimmte die histologisch vermutete Diagnose tatsächlich mit der Methylierungsklasse überein. In Fällen, bei denen die vermutete molekulare Diagnose nicht mit der Methylierungsklasse übereinstimmte wurde ein umfangreiches histo- und molekularpathologisches Workup angeschlossen und bei 129 von 139 Fällen die Diagnose schlussendlich zu Gunsten der Methylierungsklasse geändert, in vielen Fällen mit therapeutischen und prognostischen Konsequenzen. Eine der am häufigsten "fehlklassifizierten" Subgruppen betraf Astrozytome WHO Grad 2 und 3 ohne *IDH*-Mutation (*IDH*wt). Diese wurden aufgrund ihrer Histologie als WHO Grad 2 und 3 klassifiziert. Auf molekularer Ebene ließen sich die *IDH*wt-Astrozytome jedoch zu einem großen Teil den maligneren *IDH*wt-GBM WHO Grad 4 zuordnen, da sie deren spezifische molekulare Veränderungen teilen und lediglich die histologischen Kriterien der GBM (Nekrose, mikrovaskuläre Proliferate) nicht erfüllten [56]. Dies spiegelt sich auch in der Prognose der Patienten und somit im klinischen Alltag wider [58, 59]. Als Folge hiervon wurde in der Klassifikation von 2021 die Relevanz der molekularpathologischen Befundung weiter erhöht, die zum Teil die Diagnosestellung maßgeblich bestimmt. Diffuse astrozytäre Tumoren des Erwachsenen mit *IHD*wt werden nun mit wenigen Ausnahmen (z.B. bei gleichzeitigem Vorliegen einer *H3*-Mutation) als GBM klassifiziert. Formal müssen hier allerdings noch bestimmte molekulare Bedingungen erfüllt sein (s.u.), auch wenn die neue WHO-Klassifikation keine Grad 2 oder 3 *IDH*wt-Astrozytome mehr führt. Die ehemals als *IDH*mut-GBM klassifizierten Tumoren (histologischer Nachweis von Nekrosen und oder Gefäßproliferaten, sowie Nachweis einer *IDH*-Mutation) werden nun den Astrozytomen mit einem ZNS WHO Grad 4 zugerechnet werden. Die Diagnose eines Astrozytoms ZNS WHO Grad 4 kann auch ohne Nekrose oder Gefäßproliferate gestellt werden, wenn dafür eine homozygote *CDKN2A/B*-Deletion nachgewiesen wurde.

3.4.1. Fünfte Edition der WHO-Klassifikation für Tumoren des Zentralen Nervensystems (2021)

In der aktuellen WHO-Klassifikation werden GBM als diffuse, astrozytäre Tumoren mit *IDH*wt definiert, die mindestens eine der folgenden Eigenschaften aufweisen:

- Mikrovaskuläre Proliferationen
- Nekrose (die beiden vorbekannten histologischen Kriterien)
- *TERT*-Promotor-Mutationen
- *EGFR*-Amplifikation
- +7/–10-Signatur.

Die +7/–10-Signatur beschreibt eine Kopienzahlveränderung mit Hinzugewinn des Chromosom 7 (z.B. Trisomie 7) und einem Verlust des Chromosoms 10 (z.B. Monosomie 10). Diese genetische Signatur findet sich bei einem Großteil der GBM-Patienten und ist bei den Tumoren, welche die Signatur tragen, möglicherweise ein relevanter Faktor in der Tumorentstehung [93, 60]. GBM werden weiterhin mit dem Malignitätsgrad 4 eingestuft.

GBM besitzen, in Abgrenzung zu anderen astrozytären/oligodendroglialen Tumoren, per Definition keine Mutationen im Codon 132 der *IDH1* bzw. Codon 172 der *IDH2* und ebenfalls keine *H3K27*- oder *H3G34*-Mutationen. Als obligates diagnostisches Kriterium um z.B. zwischen Astrozytomen WHO Grad 4 (bzw. teilweise auch Grad 2 und 3) und GBM zu unterscheiden, kommt der Untersuchung von *IDH*-Mutationen eine besondere Bedeutung in der Klassifikation der astrozytären Tumoren zu. Für die *IDH1R132H*-Mutation wurde eine kostengünstige und weit etablierte immunhistochemische Färbung entwickelt. Da es sich um die, in astrozytären Tumoren mit ca. 90 % häufigste, *IDH*-Mutation handelt, ist die alleinige Färbung zur *IDH*-Diagnostik bei Patienten über 55 Jahren mit "typischer" GBM-Morphologie, ohne Einbezug der Mittellinienstrukturen und ohne vorbekanntes Gliom ausreichend [61]. Andernfalls wird eine ergänzende Sequenzierung zur Detektion der selteneren *IDH1*- bzw. *IDH2*-Mutationen vorrangig bei jüngeren Patienten empfohlen. Hierbei handelt es sich um eine Konsensempfehlung, um eine unnötig umfangreiche Diagnostik zu vermeiden. Im oben genannten Patientenkollektiv ist die Wahrscheinlichkeit für das Vorliegen eines Astrozytoms/Oligodendroglioms mit anderer *IDH*-Mutation (als *IDH1R132H*) oder eines Mittelliniengliorns (siehe unten) zu gering, um eine umfangreichere zeit- und kostenintensive Diagnostik bei allen Patienten in der klinischen Routine zu rechtfertigen.

Astrozytäre Tumoren mit Lokalisation im Bereich bzw. mit Überschreitung der Mittellinie oder hemisphärischem Wachstum und ohne Nachweis einer *IDH*-Mutation sollten zusätzlich auf Mutationen des Histon 3 gescreent werden, um diffuse

Mittelliniengliome (*H3K27* alteriert) und diffuse hemisphärische Gliome (*H3G34* mutiert) zu identifizieren. Bei unklaren Fällen kann die Diagnose auch basierend auf einer Analyse des Methylierungsprofils gestellt werden [56, 62]. Basierend auf dem Methylierungsprofil lassen sich GBM in weitere Subgruppen, die jeweils ähnliche epigenetische Veränderungen vorweisen, einteilen. Die häufigsten Subgruppen des GBM beim Erwachsenen sind Rezeptor-Tyrosin-Kinase (RTK) 1, RTK2/klassisch und mesenchymal. Aktuell ergibt sich aus der epigenetischen Unterteilung noch keine therapeutische Konsequenz. Es ist jedoch davon auszugehen, dass dies nur eine Frage der Zeit ist. Beispielsweise konnte gezeigt werden, dass Patienten mit Tumoren der Methylierungsklasse RTK2 signifikant häufiger epileptische Anfälle entwickeln [63] und eine Komplettresektion in mesenchymalen GBM im Gegensatz zu RTK1 und RTK2 nicht mit einem längeren Überleben assoziiert ist [64]. Es liegt nahe, dass sich diese Unterschiede auch auf die Wahl der sog. “idealen” Therapie auswirken könnten. Die Bestimmung der Tumormutationslast, *BRAFV600E*-Mutationen, Fusionen von *NTRK* und der *FGFR*-Gen-Familie sowie *MET*-Alterationen gehören nicht zum diagnostischen Standard, können aber als Biomarker für neue zielgerichtete Therapieverfahren sinnvoll sein. Die MGMT-Promotormethylierung (siehe unten) ist in vielen Fällen maßgebend für die therapeutische Entscheidung und sollte somit Teil des diagnostischen Standards bei Erstdiagnose sein.

Zwischen 0,5 % und 35 % der GBM wachsen gleichzeitig an mehreren Lokalisationen (“multifokal” oder “multizentrisch”). Zumeist handelt es sich dabei allerdings um den gleichen Ursprungstumor, nur selten liegen mehrere unterschiedliche GBM zeitgleich vor [65-70]. Die pathophysiologischen Mechanismen hinter multifokalem/multizentrischen Wachstum sind nicht endgültig geklärt, auch wenn es Anzeichen dafür gibt, dass diese Tumoren vermehrt EGFR-Alterationen und *PTEN*- bzw. *TERT*-Promotor-Mutationen vorweisen [69, 71]. Trotz eines diffusen und aggressiven Wachstums sind nur wenige Fälle von GBM-Metastasen außerhalb des ZNS (z.B. Knochenmark, Lunge, Leber, Hals oder Lymphknoten) beschrieben [72, 73].

Die häufigsten zytogenetischen Veränderungen bei GBM sind ein Zugewinn von Chromosom 7 (z.B. Trisomie 7) und Verlust von Chromosom 10 (Monosomie 10), welche zwar einzeln vorkommen können, meist jedoch als Kombination auftreten [93]. Eine weitere häufige zytogenetische Veränderung ist der Verlust von 9p, auf welchem beispielsweise *CDKN2A* und *CDKN2B* lokalisiert sind [24]. Da EGFR auf Chromosom 7 codiert ist, ist der Zugewinn von Chromosom 7 eine der häufigsten Ursachen für eine *EGFR*-Amplifikation (siehe unten).

Trotz der wachsenden Bedeutung der Molekularpathologie beinhalten die aktuellen Diagnosekriterien der GBM weiterhin zwei histologische Merkmale: Den Nachweis von mikrovaskulärer Proliferation oder nekrotischen Arealen in diffusen astrozytären oder oligodendroglialen *IDH*wt-Tumoren mit erhaltener nukleärer ATRX-Expression. Die Neubildung der mikrovaskulären Proliferate wird mutmaßlich über eine Vielzahl unterschiedlicher Mechanismen getriggert, ein prominenter Weg wird jedoch durch VEGF gesteuert, welches wiederum durch eine Nekrose-induzierte HIF1α-Expression reguliert wird [75, 76].

Auch abseits der Methylom-Analysen hat die Epigenetik in der GBM-Therapie und Diagnostik an Bedeutung gewonnen. Durch epigenetische Modifikatonen können Gene bzw. auch ganze Abschnitte des Genoms aktiviert oder stillgelegt werden. Ein Beispiel hierfür sind die eng mit den GBM verwandten diffusen Mittelliniengliome, die sich u.a. über die Mutation im Lysin 27 von Histon 3 (H3K27M) charakterisieren. Folge dieser Mutation ist ein globaler Verlust der H3K27-Trimethylierung (H3K27me3), was zur Überexpression von “ausgeschalteten” Genen und zur Herunterregulation von zentralen Tumorsupressorgenen führen kann [77]. *ATRX*, welches in der histologischen Routine häufig auf Mutationen und Aktivität untersucht wird, reguliert ebenfalls die Umstrukturierung von Chromatin. *ATRX*-Mutationen sind in GBM jedoch nur selten zu finden und typisch für *IDH*-mutierte Gliome [49].

3.4.2. Molekulare Veränderungen mit (möglicher) therapeutischer Relevanz

Eine besondere Bedeutung in der Pathophysiologie und Therapie der GBM kommt den Rezeptor-Tyrosin-Kinasen zu. Ca. 60 % der GBM besitzen genetische Modifikationen der Rezeptor-Tyrosin-Kinase EGFR, eine *EGFR*-Amplifikation tritt bei ca. 40 % auf [49]. Hierdurch wird eine Überaktivierung von EGFR und nachgeschalteter Signalwege wie I3K/Akt, Ras/Erk und STAT5 ausgelöst. EGFR ist auch einer der häufigsten Vertreter von Genfusionen in GBM [78]. Weitere Genfusionen von Rezeptor-Tyrosin-Kinasen, wie *NTRK1, NTRK2, NTRK3, PDGFRA, FGFR3, MET* kommen bei je bis zu 4 % der GBM vor [79, 80]. Ähnlich zu EGFR steuern diese Rezeptor-Tyrosin-Kinasen intrazelluläre Signalkaskaden, welche für die Proliferation und Differenzierung der Zellen, deren Motilität oder das Überleben bzw. die Unterdrückung apoptotischer Signalwege wichtig sind. Als solche sind sie unter physiologischen Bedingungen strikt und präzise reguliert. Im Verlauf des Lebens kann es durch Zufälle (z.B. eine fehlerhafte Reparatur nach Schäden an der codierenden DNA) dazu kommen, dass die zugehörigen Gene der Kinasen fälschlicherweise mit anderen Genen fusioniert werden. Krankheitsrelevant wird dies, wenn die Fusionsgene die Funktion der Rezeptor-Tyrosin-Kinasen beibehalten, aber über die Aktivierungsbedingungen/Regulationsmechanismen des hiermit fusionierten Genes gesteuert werden. Dies kann zu einer konstitutiven und ligandenunabhängigen Aktivierung der Kinasen führen, wodurch ein starker onkogener Treiber entsteht [81]. Eine gezielte molekulare Diagnostik auf diese Genfusionen/Amplifikationen ist häufig sinnvoll, da sich zusätzliche "zielgerichtete" Therapieoptionen ergeben können (☞ Abschnitt 5.5. "Targeted Therapy").

Tumorentitätsübergreifend kommen in den letzten Jahren gehäuft Immuncheckpoint-Inhibitoren zur Anwendung. Dem Zusammenspiel zwischen Immunsystem und Tumorzellen kommt beim GBM jedoch eine besondere Bedeutung zu. Infiltrate inflammatorischer Zellen sind typisch, können sich jedoch von Tumor zu Tumor stark unterscheiden. Interessant ist, dass GBM die Fähigkeit besitzen, sich nicht nur einer Immunantwort durch Immunzellen zu entziehen, sondern die sogenannten Tumor-assoziierten Makrophagen (TAMs) sogar zu rekrutieren und umzuprogrammieren, damit diese über parakrine Sekretion ein immunsuppressives Umfeld erzeugen und die Invasion und Angiogenese des Tumors zusätzlich unterstützen [82, 83]. Dies könnte einen Mitgrund dafür darstellen, dass sich Immuncheckpoint-Inhibitoren bei GBM nicht in gleichem Maße durchsetzen konnten wie z.B. bei Melanomen. Die randomisierten Glioblastomstudien zum Einsatz von Immuncheckpoint-Inhibitoren waren alle negativ [84, 85]. Ein potentieller Biomarker für Tumoren, die trotzdem mittels eines immuntherapeutischen Ansatzes behandelt werden können, ist die Tumormutationslast, welche häufig mit einer defizienten Mismatch-Reparatur assoziiert ist [86, 87].

Literatur

1. Wirsching H-G, E Galanis, M Weller. Chapter 23 - Glioblastoma, in Handbook of Clinical Neurology, M.S. Berger and M. Weller, Editors. 2016, Elsevier. p. 381-397.

2. Weller M et al. European Association for Neuro-Oncology (EANO) guideline on the diagnosis and treatment of adult astrocytic and oligodendroglial gliomas. Lancet Oncol 2017;18(6):e315-e329.

3. Ly KI, PY Wen, RY Huang. Imaging of central nervous system tumors based on the 2016 World Health Organization Classification. Neurol Clin 2020;38(1):95-113.

4. Kono K et al. The role of diffusion-weighted imaging in patients with brain tumors. AJNR Am J Neuroradiol 2001;22(6):1081-8.

5. Mustafa WF, M Abbas, L Elsorougy. Role of diffusion-weighted imaging in differentiation between posterior fossa brain tumors. Egypt J Neurol Psych Neurosurg 2020;56(1):39.

6. Ellingson BM, PY Wen, TF Cloughesy. Modified criteria for radiographic response assessment in glioblastoma clinical trials. Neurother 2017;14(2):307-320.

7. Wen PY et al. RANO 2.0: Update to the response assessment in neuro-oncology criteria for high- and low-grade gliomas in adults. J Clin Oncol 2023;41(33):5187-5199.

8. Ellingson BM et al. Consensus recommendations for a standardized brain tumor imaging protocol in clinical trials. Neuro Oncol 2015;17(9):1188-98.

9. Albert NL et al. Response Assessment in Neuro-Oncology working group and European Association for Neuro-Oncology recommendations for the clinical use of PET imaging in gliomas. Neuro Oncol 2016;18(9): 1199-208.

10. Miller AM et al. Tracking tumour evolution in glioma through liquid biopsies of cerebrospinal fluid. Nature 2019;565(7741):654-658.

11. Nassiri F et al. Detection and discrimination of intracranial tumors using plasma cell-free DNA methylomes. Nat Med 2020;26(7):1044-1047.

12. Grasbon-Frodl EM et al. Intratumoral homogeneity of MGMT promoter hypermethylation as demonstrated

in serial stereotactic specimens from anaplastic astrocytomas and glioblastomas. Int J Cancer 2007;121(11): 2458-64.

13. Hamisch CA et al. Frame-based stereotactic biopsy of deep-seated and midline structures in 511 procedures: feasibility, risk profile, and diagnostic yield. Acta Neurochir (Wien) 2019;161(10):2065-2071.

14. Karschnia P et al. Evidence-based recommendations on categories for extent of resection in diffuse glioma. Eur J Cancer 2021;149:23-33.

15. Molinaro AM et al. Association of maximal extent of resection of contrast-enhanced and non-contrast-enhanced tumor with survival within molecular subgroups of patients with newly diagnosed glioblastoma. JAMA Oncol 2020;6(4):495-503.

16. Grabowski MM et al. Residual tumor volume versus extent of resection: predictors of survival after surgery for glioblastoma. J Neurosurg 2014;121(5):1115-23.

17. Brown TJ et al. Association of the extent of resection with survival in glioblastoma: A systematic review and meta-analysis. JAMA Oncol 2016;2(11):1460-1469.

18. Stummer W et al. Fluorescence-guided surgery with 5-aminolevulinic acid for resection of malignant glioma: a randomised controlled multicentre phase III trial. Lancet Oncol 2006;7(5):392-401.

19. Marko NF et al. Extent of resection of glioblastoma revisited: personalized survival modeling facilitates more accurate survival prediction and supports a maximum-safe-resection approach to surgery. J Clin Oncol 2014;32(8):774-82.

20. Kreth FW et al. Gross total but not incomplete resection of glioblastoma prolongs survival in the era of radiochemotherapy. Ann Oncol 2013;24(12):3117-23.

21. Sanai N et al. An extent of resection threshold for newly diagnosed glioblastomas. J Neurosurg 2011; 115(1):3-8.

22. Ellingson BM et al. Validation of postoperative residual contrast-enhancing tumor volume as an independent prognostic factor for overall survival in newly diagnosed glioblastoma. Neuro Oncol 2018;20(9):1240-1250.

23. Vogelbaum MA et al. Application of novel response/progression measures for surgically delivered therapies for gliomas: Response Assessment in Neuro-Oncology (RANO) Working Group. Neurosurgery 2012;70(1): 234-43; discussion 243-4.

24. Suchorska B et al. Biological tumor volume in 18FET-PET before radiochemotherapy correlates with survival in GBM. Neurology 2015;84(7):710-9.

25. De Witt Hamer PC et al. Impact of intraoperative stimulation brain mapping on glioma surgery outcome: a meta-analysis. J Clin Oncol 2012;30(20):2559-65.

26. Reifenberger G, VP Collins. Pathology and molecular genetics of astrocytic gliomas. J Mol Med (Berl) 2004; 82(10):656-70.

27. Louis DN et al. cIMPACT-NOW update 6: new entity and diagnostic principle recommendations of the cIMPACT-Utrecht meeting on future CNS tumor classification and grading. Brain Pathol 2020;30(4):844-856.

28. Kim B, U Tabori, C Hawkins. An update on the CNS manifestations of brain tumor polyposis syndromes. Acta Neuropathol 2020;139(4):703-715.

29. Ortega A et al. Treatment and survival of patients harboring histological variants of glioblastoma. J Clin Neurosci 2014;21(10):1709-13.

30. Huang Q et al. Prognostic factors and clinical outcomes in adult primary gliosarcoma patients: a Surveillance, Epidemiology, and End Results (SEER) analysis from 2004 to 2015. Br J Neurosurg 2020;34(2):161-167.

31. Kozak KR, A Mahadevan, JS Moody. Adult gliosarcoma: epidemiology, natural history, and factors associated with outcome. Neuro Oncol 2009;11(2):183-91.

32. Nagaishi M et al. Amplification of the STOML3, FREM2, and LHFP genes is associated with mesenchymal differentiation in gliosarcoma. Am J Pathol 2012; 180(5):1816-23.

33. Reis RM et al. Genetic profile of gliosarcomas. Am J Pathol 2000;156(2):425-32.

34. Asencio-Cortés C et al. [Spinal cord metastasis from gliosarcoma. Case report and review of the literature]. Neurocirugia (Astur) 2014;25(3):132-5.

35. Schindler G et al. Spinal metastasis of gliosarcoma: array-based comparative genomic hybridization for confirmation of metastatic spread. J Clin Neurosci 2014; 21(11):1945-50.

36. Schuss P et al. Gliosarcoma with bone infiltration and extracranial growth: case report and review of literature. J Neurooncol 2011;103(3):765-70.

37. Korshunov A et al. Epithelioid glioblastomas stratify into established diagnostic subsets upon integrated molecular analysis. Brain Pathol 2018;28(5):656-662.

38. Broniscer A et al. Clinical, radiological, histological and molecular characteristics of paediatric epithelioid glioblastoma. Neuropathol Appl Neurobiol 2014;40(3): 327-36.

39. Brat DJ et al. Infiltrative astrocytomas with granular cell features (granular cell astrocytomas): a study of histopathologic features, grading, and outcome. Am J Surg Pathol 2002;26(6):750-7.

40. Kepes JJ. Astrocytomas: old and newly recognized variants, their spectrum of morphology and antigen expression. Can J Neurol Sci 1987;14(2):109-21.

41. Perry A et al. Small cell astrocytoma: an aggressive variant that is clinicopathologically and genetically distinct from anaplastic oligodendroglioma. Cancer 2004; 101(10):2318-26.

42. Bielle F et al. Diffuse gliomas with FGFR3-TACC3 fusion have characteristic histopathological and molecular features. Brain Pathol 2018;28(5):674-683.

43. Mørk SJ et al. Patterns of epithelial metaplasia in malignant gliomas. II. Squamous differentiation of epithelial-like formations in gliosarcomas and glioblastomas. J Neuropathol Exp Neurol 1988;47(2):101-18.

44. Perry A et al. Malignant gliomas with primitive neuroectodermal tumor-like components: a clinicopathologic and genetic study of 53 cases. Brain Pathol 2009; 19(1):81-90.

45. Glas M et al. Residual tumor cells are unique cellular targets in glioblastoma. Ann Neurol 2010;68(2):264-9.

46. Drumm MR et al. Extensive brainstem infiltration, not mass effect, is a common feature of end-stage cerebral glioblastomas. Neuro Oncol 2020;22(4):470-479.

47. Demuth T, ME Berens. Molecular mechanisms of glioma cell migration and invasion. J Neurooncol 2004; 70(2):217-28.

48. Bellail AC et al. Microregional extracellular matrix heterogeneity in brain modulates glioma cell invasion. Int J Biochem Cell Biol 2004;36(6):1046-69.

49. Brennan CW et al. The somatic genomic landscape of glioblastoma. Cell 2013;155(2):462-77.

50. Schiffer D et al. Apoptosis and cell proliferation in human neuroepithelial tumors. Neurosci Lett 1995; 195(2):81-4.

51. Fernandez AF et al. A DNA methylation fingerprint of 1628 human samples. Genome Res 2012;22(2):407-19.

52. Hovestadt V et al. Decoding the regulatory landscape of medulloblastoma using DNA methylation sequencing. Nature 2014;510(7506):537-41.

53. Hovestadt V et al. Robust molecular subgrouping and copy-number profiling of medulloblastoma from small amounts of archival tumour material using high-density DNA methylation arrays. Acta Neuropathol 2013;125(6):913-6.

54. Sturm D et al. New brain tumor entities emerge from molecular classification of CNS-PNETs. Cell 2016; 164(5):1060-1072.

55. Moran S et al. Epigenetic profiling to classify cancer of unknown primary: a multicentre, retrospective analysis. Lancet Oncol 2016;17(10):1386-1395.

56. Capper D et al. DNA methylation-based classification of central nervous system tumours. Nature 2018; 555(7697):469-474.

57. Herrlinger U et al. Gliomatosis cerebri: no evidence for a separate brain tumor entity. Acta Neuropathol 2016;131(2):309-319.

58. Wiestler B et al. Integrated DNA methylation and copy-number profiling identify three clinically and biologically relevant groups of anaplastic glioma. Acta Neuropathol 2014;128(4):561-71.

59. Weller, M., et al., Molecular classification of diffuse cerebral WHO grade II/III gliomas using genome- and transcriptome-wide profiling improves stratification of prognostically distinct patient groups. Acta Neuropathol, 2015. 129(5): p. 679-93.

60. Lopez-Gines C et al. Association of chromosome 7, chromosome 10 and EGFR gene amplification in glioblastoma multiforme. Clin Neuropathol 2005;24(5): 209-18.

61. Chen L et al. Predicting the likelihood of an isocitrate dehydrogenase 1 or 2 mutation in diagnoses of infiltrative glioma. Neuro Oncol 2014;16(11):1478-83.

62. Karimi S et al. The central nervous system tumor methylation classifier changes neuro-oncology practice for challenging brain tumor diagnoses and directly impacts patient care. Clin Epigenetics 2019;11(1):185.

63. Ricklefs FL et al. DNA methylation subclass receptor tyrosine kinase II (RTK II) is predictive for seizure development in glioblastoma patients. Neuro-Oncology 2022;24(11):1886-1897.

64. Drexler R et al. DNA methylation subclasses predict the benefit from gross total tumor resection in IDH-wildtype glioblastoma patients. Neuro Oncol 2023; 25(2):315-325.

65. Patil CG et al. Prognosis of patients with multifocal glioblastoma: a case-control study. J Neurosurg 2012; 117(4):705-11.

66. Showalter TN et al. Multifocal glioblastoma multiforme: prognostic factors and patterns of progression. Int J Radiat Oncol Biol Phys 2007;69(3):820-4.

67. Thomas RP, L Recht, S Nagpal. Advances in the management of glioblastoma: the role of temozolomide and MGMT testing. Clin Pharmacol 2013;5:1-9.

68. Paulsson AK et al. Comparison of clinical outcomes and genomic characteristics of single focus and multifocal glioblastoma. J Neurooncol 2014;119(2):429-35.

69. Dono A et al. Molecular characteristics and clinical features of multifocal glioblastoma. J Neurooncol 2020; 148(2):389-397.

70. Berkman RA et al. Clonal composition of glioblastoma multiforme. J Neurosurg 1992;77(3):432-7.

71. Abou-El-Ardat K et al. Comprehensive molecular characterization of multifocal glioblastoma proves its monoclonal origin and reveals novel insights into clonal

evolution and heterogeneity of glioblastomas. Neuro Oncol 2017;19(4):546-557.

72. Lun M et al. The natural history of extracranial metastasis from glioblastoma multiforme. J Neurooncol 2011;105(2):261-73.

73. Cunha M, MVC Maldaun. Metastasis from glioblastoma multiforme: a meta-analysis. Rev Assoc Med Bras (1992). 2019;65(3):424-433.

74. Boisselier B et al. Whole genome duplication is an early event leading to aneuploidy in IDH-wild type glioblastoma. Oncotarget 2018;9(89):36017-36028.

75. Brat DJ, B Kaur, EG Van Meir. Genetic modulation of hypoxia induced gene expression and angiogenesis: relevance to brain tumors. Front Biosci 2003;8:d100-16.

76. Clara CA et al. Angiogenesis and expression of PDGF-C, VEGF, CD105 and HIF-1α in human glioblastoma. Neuropathology 2014;34(4):343-52.

77. de Vries NA et al. Prolonged Ezh2 depletion in glioblastoma causes a robust switch in cell fate resulting in tumor progression. Cell Rep 2015;10(3):383-397.

78. Cho J et al. Glioblastoma-derived epidermal growth factor receptor carboxyl-terminal deletion mutants are transforming and are sensitive to EGFR-directed therapies. Cancer Res 2011;71(24):7587-96.

79. Ferguson SD et al. Targetable gene fusions associate with the IDH wild-type astrocytic lineage in adult gliomas. J Neuropathol Exp Neurol 2018;77(6):437-442.

80. Hu H et al. Mutational landscape of secondary glioblastoma guides MET-targeted trial in brain tumor. Cell 2018;175(6):1665-1678.e18.

81. Stenzinger A et al. [Diagnosis and therapy of tumors with NTRK gene fusion]. Pathologe 2021;42(1):103-115.

82. Gutmann DH, H Kettenmann. Microglia/ brain macrophages as central drivers of brain tumor pathobiology. Neuron 2019;104(3):442-449.

83. Prosniak M et al. Glioma grade is associated with the accumulation and activity of cells bearing M2 monocyte markers. Clin Cancer Res 2013;19(14):3776-86.

84. Lim M et al. Phase III trial of chemoradiotherapy with temozolomide plus nivolumab or placebo for newly diagnosed glioblastoma with methylated MGMT promoter. Neuro Oncol 2022;24(11):1935-1949.

85. Omuro A et al. Radiotherapy combined with nivolumab or temozolomide for newly diagnosed glioblastoma with unmethylated MGMT promoter: An international randomized phase III trial. Neuro Oncol 2023;25(1): 123-134.

86. Touat M et al. Mechanisms and therapeutic implications of hypermutation in gliomas. Nature 2020; 580(7804):517-523.

87. Hodges TR et al. Mutational burden, immune checkpoint expression, and mismatch repair in glioma: implications for immune checkpoint immunotherapy. Neuro Oncol 2017;19(8):1047-1057.

88. Hegi ME et al. Clinical trial substantiates the predictive value of O-6-methylguanine-DNA methyltransferase promoter methylation in glioblastoma patients treated with temozolomide. Clin Cancer Res 2004;10(6):1871-4.

89. Hegi ME et al. MGMT gene silencing and benefit from temozolomide in glioblastoma. N Engl J Med 2005; 352(10):997-1003.

90. Feldheim J et al. Changes of O(6)-Methylguanine DNA Methyltransferase (MGMT) promoter methylation in glioblastoma relapse-a meta-analysis type literature review. Cancers (Basel) 2019;11(12).

91. Louis DN et al. The 2021 WHO Classification of Tumors of the Central Nervous System: a summary. Neuro Oncol 2021.

92. Louis DN et al. The 2016 World Health Organization Classification of Tumors of the Central Nervous System: a summary. Acta Neuropathol 2016;131(6):803-20.

93. Stichel D et al. Distribution of EGFR amplification, combined chromosome 7 gain and chromosome 10 loss, and TERT promoter mutation in brain tumors and their potential for the reclassification of IDHwt astrocytoma to glioblastoma. Acta Neuropathol 2018;136(5):793-803.

94. Le Fèvre C et al. Pseudoprogression versus true progression in glioblastoma patients: A multiapproach literature review: Part 1 - Molecular, morphological and clinical features. Crit Rev Oncol Hematol 2021;157: 103188.

95. Wen PY et al. Updated response assessment criteria for high-grade gliomas: response assessment in neurooncology working group. J Clin Oncol 2010;28(11): 1963-72.

96. Wen PY et al. RANO 2.0: Update to the Response Assessment in Neuro-Oncology Criteria for High- and Low-Grade Gliomas in Adults. J Clin Oncol 2023;41(33): 5187-5199.

97. Kebir S et al. Late Pseudoprogression in Glioblastoma: Diagnostic Value of Dynamic O-(2-[18F]fluoroethyl)-L-Tyrosine PET. Clin Cancer Res 2016;22(9): 2190-6.

98. Zikou A et al. Radiation Necrosis, Pseudoprogression, Pseudoresponse, and Tumor Recurrence: Imaging Challenges for the Evaluation of Treated Gliomas. Contrast Media Mol Imaging 2018;2018:6828396.

99. Radbruch A et al. Pseudoprogression in patients with glioblastoma: clinical relevance despite low incidence. Neuro Oncol 2015;17(1):151-9.

100. Yoo RE, Choi SH. Recent application of advanced MR imaging to predict pseudoprogression in high-grade glioma patients. Magn Reson Med Sci 2016;15(2):165-77.

101. Kebir S et al. Recurrent pseudoprogression in isocitrate dehydrogenase 1 mutant glioblastoma. J Clin Neurosci 2018;53:255-258.

102. Werner JM et al. Diagnosis of pseudoprogression following lomustine-temozolomide chemoradiation in newly diagnosed glioblastoma patients using FET-PET. Clin Cancer Res 2021;27(13):3704-3713.

103. Zeyen T et al. Undetected pseudoprogressions in the CeTeG/NOA-09 trial: hints from postprogression survival and MRI analyses. J Neurooncol 2023;164:607-616.

104. Brandes AA at al. MGMT promoter methylation status can predict the incidence and outcome of pseudoprogression after concomitant radiochemotherapy in newly diagnosed glioblastoma patients. J Clin Oncol 2008;26(13):2192-7.

105. Galldiks N et al. Diagnosis of pseudoprogression in patients with glioblastoma using O-(2-[18F]fluoroethyl)-L-tyrosine PET. Eur J Nucl Med Mol Imaging 2015;42(5):685-95.

106. Wen PY et al. Updated response assessment criteria for high-grade gliomas: response assessment in neuro-oncology working group. J Clin Oncol 2010;28(11): 1963-72.

107. Albert NL et al. PET-based response assessment criteria for diffuse gliomas (PET RANO 1.0): a report of the RANO group. Lancet Oncol 2024;25(1):e29-e41.

108. Okada H et al. Immunotherapy response assessment in neuro-oncology: a report of the RANO working group. Lancet Oncol 2015;16(15):e534-e542.

109. Melguizo-Gavilanes I eta l. Characterization of pseudoprogression in patients with glioblastoma: is histology the gold standard? J Neurooncol 2015;123(1): 141-50.

Therapie im Primärfall

4. Therapie im Primärfall

Die Therapie eines Glioblastoms umfasst im Wesentlichen vier Säulen, nämlich die Operation, die Strahlentherapie, die medikamentöse Therapie (z.B. Chemotherapie, zielgerichtete Therapie etc.) und den Einsatz von elektrischen Wechselfeldern, den sogenannten *Tumor Treating Fields* (TTFields). Welche der Verfahren in welchem Umfang und in welcher Art und Weise angewendet werden, hängt insbesondere von der Tumorlage, dem Alter und dem klinischen Zustand des Patienten sowie von molekularen Parametern, wie zum Beispiel dem MGMT-Promotormethylierungsstatus, ab. Die Entscheidung bezüglich des individuellen Vorgehens ist stets interdisziplinär in einem Tumorboard festzulegen. Bei jedem Patienten sollte geprüft werden, ob er in eine Studie aufgenommen werden kann. Dies beruht insbesondere auf der immernoch infausten Prognose bei der Diagnose Glioblastom und der insbesondere bei unmethyliertem MGMT-Promotormethylierungsstatus deutlich schlechteren Prognose sowie unzureichenden Wirkung der klassischen Chemotherapien. Ein Studieneinschluss stellt somit immer eine Chance für Patienten mit Glioblastom dar.

4.1. Grundlagen operative Intervention

Die Operation dient beim Glioblastom zum einen der Diagnosesicherung und ist insbesondere im Falle einer makroskopischen Komplettresektion prognostisch relevant. Sie stellt die erste von vier Therapiesäulen dar. Nach Möglichkeit sollte auf Grundlage der präoperativen MRT des Schädels zumindest eine makroskopische Komplettresektion der kontrastmittelaffinen Tumorareale erfolgen. Dabei sind die eloquenten Hirnregionen in der Operationsplanung zu beachten, da das Risiko operationsbedingter Schädigungen gegenüber der makroskopischen Komplettresektion abzuwägen ist. Die Vermeidung neurologischer Defizite ist dabei höher zu priorisieren als die Radikalität der Resektion. Diverse Hilfsmittel können während der Operation helfen, neurologische Defizite zu vermeiden. Intraoperatives Monitoring mittels motorisch oder somatosensibel evozierter Potentiale hat sich dabei als nützlich erwiesen. Sofern sich das Operationsgebiet nahe an funktionell relevanten Arealen befindet, ist auch eine Operation im wachen Zustand bei ausgewählten Patienten zu erwägen. Nicht sinnvoll ist diese Methode jedoch beispielsweise, wenn bereits ein schweres Defizit, wie zum Beispiel eine Hemiplegie, besteht. Weiterhin hilfreich können auch die Neuronavigation, die eine millimetergenaue Orientierung während der Operation ermöglicht, die intraoperative MRT und der Ultraschall sein [1].

Sollte sich ein Tumor nach diesen Prinzipien als nicht komplett resezierbar erweisen, so ist zumindest eine Teilresektion oder eine stereotaktische Biopsie anzustreben, um eine Diagnosesicherung mit entsprechenden molekularen Analysen zu ermöglichen. Dass eine Komplettresektion, welche in der Regel bei Glioblastomen als Resektion der kontrastmittelaffinen Tumoranteile definiert wird, prognostisch günstig im Vergleich zur Teilresektion oder Biopsie ist, ist inzwischen unumstritten. Kontroverse Daten gibt es im Vergleich zwischen subtotaler Resektion und Biopsie, wobei einige Daten darauf hinweisen, dass die subtotale Resektion der Biopsie ebenfalls überlegen zu sein scheint. Andere Erhebungen sehen je nach Alter der Patienten keinen Nutzen in der Teilresektion. Gegebenenfalls ist die subtotale Resektion bei älteren Patienten >75 Jahre der Biopsie im Hinblick auf das Gesamtüberleben nicht überlegen. Insbesondere bei Patienten >75 Jahren sollte daher in Abwägung zwischen Risiko und Nutzen die Teilresektion gegenüber der Biopsie kritisch evaluiert werden (☞ auch Kap. 3.2.3. "Hirnbiopsie und Diagnosesicherung") [2, 3].

Auch eine große Metaanalyse von Brown et al. thematisierte die Fragestellung des Nutzens einer subtotalen Resektion beim neu diagnostizierten Glioblastom. Bei einer Analyse von 20 Studien und über 14.000 Patienten kamen die Autoren zu dem Schluss, dass die subtotale Resektion einer Biopsie bezogen auf die 2-Jahres-Mortalität nicht signifikant überlegen ist. Als mögliche Ursache dieses doch eher überraschenden Studienergebnisses erwägten die Autoren unter anderem eine mögliche Überschneidung der Definition zwischen Biopsie und Teilresektion in einigen Studien [4]. Sicherlich hat die Teilresektion im Vergleich zur Biopsie jedoch den Vorteil, dass später mehr Gewebe für erweiterte molekulare Analysen zur Verfügung steht (☞ auch Kap. 5.5. “Systemtherapie im Rezidiv”). Eine möglichst großzügige Resektion kann zudem bei entsprechender Klinik und Raumforderung den Hirndruck senken und so neurologische Funktionalität verbessern. Wir favorisieren daher meist zumindest eine Teilresektion, wenn diese anatomisch möglich ist, eine Komplettresektion aber zu riskant sein sollte.

Die stereotaktische Biopsie ist zumindest immer dann eine Option bei Läsionen an operativ schwer zugänglichen Stellen bzw. in eloquenten Lagen, wenn durch eine Resektion ein relevantes neurologisches Defizit zu erwarten wäre. Auch bei älteren multimorbiden Patienten mit großem Operationsrisiko kann gegebenenfalls auf eine Resektion verzichtet werden und nur eine stereotaktische Biopsie zur Diagnosesicherung durchgeführt werden. Eine systemische Therapie ohne neuropathologische Diagnosesicherung ist nicht zu empfehlen, da eine Diagnose rein bildgebend nicht zuverlässig getroffen und damit auch keine fundierte Aussage zur Therapieempfehlung gemacht werden kann (☞ auch Kap. 4.3. “Grundlagen medikamentöser Therapie”). Im Rezidiv hingegen muss nicht unbedingt eine erneute Biopsie oder Resektion erfolgen, sofern sich kein Anhalt für eine neue Diagnose ergibt, die eine andere Behandlung erfordern würde oder der kontrastmittelaffine Anteil des Rezidivtumors nicht komplett reseziert werden kann. Sollte allerdings eine zielgerichtete Therapie geplant sein, kann bei zum Teil großer longitudinaler Heterogenität der Erkrankung eine erneute Gewebeanalyse indiziert sein (☞ auch Kap. 6. “Ausblick”). Im Rahmen eines individuellen Konzepts kann natürlich auch eine Teilresektion zum Beispiel bei einer großen Raumforderung mit Hirndrucksymptomatik diskutiert werden.

Maligne Tumoren wachsen invasiv und infiltrierend, so dass intraoperativ die Ausdehnung des Tumors oft nicht vom umliegenden gesunden Hirngewebe zu unterscheiden ist. Um das Ausmaß der Resektion zu optimieren und intraoperativ Tumorgewebe von gesundem Gewebe besser unterscheiden zu können, wird einem Patienten wenige Stunden vor der geplanten Operation 5-Aminolävulinsäure (5-ALA) oral verabreicht. 5-ALA ist eine im Körper gebildete (endogene) Aminosäure, welche als Metabolit im menschlichen Hämstoffwechsel vorkommt und dort zu Protoporphyrin IX umgewandelt wird. Tumorzellen haben einen anderen Metabolismus als normale Zellen des Gehirns, und können wegen eines Enzymdefekts bestimmte Aminosäuren nicht gänzlich weiterverarbeiten. Dies führt zu einer Akkumulation von Protoporphyrin IX in den Tumorzellen. Während der Operation kann durch einen speziellen Filter ein Lichtsignal von 440 nm Wellenlänge vom Operationsmikroskop ausgesendet werden, welches das in den Tumorzellen angesammelte Protoporphyrin IX in roter Farbe fluoreszieren lässt. Dadurch kann das Tumorgewebe deutlich vom umliegenden gesunden Hirngewebe unterschieden und anschließend chirurgisch entfernt werden. Stummer et al. konnten bereits 2006 nachweisen, dass der Einsatz von 5-Aminolävulinsäure zu höheren Raten von makroskopischen Komplettresektionen im Vergleich zum Einsatz von Weißlicht führt [5, 6].

Postoperativ sollte eine MRT des Schädels innerhalb von 72 Stunden (idealerweise innerhalb von 48 Stunden) angefertigt werden, um das Operationsergebnis zu validieren. Bereits nach 45 Stunden kommt es zunehmend zu reaktiven Veränderungen im Gewebe, die zu einer Verfälschung des Ergebnisses im Bezug auf die Fragestellung zu verbliebenen, kontrastmittelaffinen Tumoranteilen führen kann [7].

4.2. Grundlagen Strahlentherapie

Die Strahlentherapie stellt die zweite Therapiesäule der Glioblastomtherapie dar. Sie erfolgt optimalerweise ungefähr drei bis fünf Wochen postoperativ nach Abheilung der Operationswunde und Fadenzug. Ein möglichst früher Beginn ist wünschenswert. Ob eine Strahlentherapie durchgeführt wird, und in welcher Art und Weise, hängt unter anderem vom Karnofsky-Index, dem Alter und den Komorbiditäten des Patienten ab. Im Einzelfall kann auf diese Überlegung auch der molekulare Tumorstatus (insbesondere die MGMT-Promotormethylierung) Einfluss nehmen. Dies ist zum Beispiel bei älteren Patienten der Fall, wenn diskutiert wird, ob im Falle einer MGMT-Promotormethylierung gegebenenfalls nur eine Chemomonotherapie mit Temozolomid durchgeführt werden sollte. Seit der NOA-08-Studie weiß man, dass gerade bei diesen Patienten eine Temozolomidmonotherapie einer reinen Strahlentherapie überlegen sein kann (☞ auch Kap. 4.3.2.2. "Chemotherapie des alten Patienten (über 65 (70) Jahren") [8]. Untersucht wurde bisher aber nicht, ob diese Patienten dann nicht noch mehr von einer Radiochemotherapie profitieren. Im Bezug auf das Alter unterscheidet man im Wesentlichen zwei Gruppen, nämlich Patienten über 65 (70) Jahren und Patienten unter 65 (70) Jahren. Dies beruht darauf, dass man gerade bei "biologisch" älteren Patienten aufgrund der zu erwartenden höheren Toxizität weniger intensiv therapieren möchte und gerne auch kürzere Schemata einsetzt. In einigen Studien konnte bereits gezeigt werden, dass diese Vorgehensweise bei älteren Patienten wirksam und verträglich einsetzbar ist [9, 10].

Nebenbemerkung: Bei der Unterscheidung zwischen jung und alt wird häufig die Grenze bei 65 (70) Jahren gezogen. Diese Altersgrenze wird nicht ganz einheitlich angegeben und zum Teil 65 oder auch 70 Jahre als Grenzwert angegeben. Wir favorisieren jedoch 65 Jahre als Grenzwert zur Unterscheidung zwischen alten und jungen Patienten, sodass wir uns für die Schreibweise 65 (70) entschieden haben.

Die Strahlentherapie erfolgt bei jüngeren Patienten (unter 65 (70) Jahren) standardmäßig mit 60 Gy. Die Fraktionen werden üblicherweise mit 2 Gy durchgeführt, sodass daraus 30 Bestrahlungstage resultieren. Bei der Bestrahlung werden hochenergetische ionisierende Strahlen (sogenannte Photonenstrahlung) eingesetzt. Ziel ist eine Bestrahlung der erweiterten Tumorregion. Hierbei gibt es verschiedene Richtlinien bezüglich des Zielvolumens, z.B. von der "*European Organisation for Research and Treatment of Cancer*" (EORTC) und der "*Radiation Therapy Oncology Group*" (RTOG). Eine Analyse in Kanada zeigte jedoch, dass häufig auch lokale Richtlinien des jeweiligen Zentrums verwendet werden [11]. Grundsätzlich unterscheidet man den eigentlichen Tumorbereich (*gross tumor volume*, GTV) vom klinischen Zielvolumen (*clinical target volume*, CTV), bei dem aufgrund der invasiven Natur der Erkrankung noch ein angemessener Sicherheitssaum hinzugefügt wurde (je nach Histologie von 0,5 bis 2,0 cm). Um Unsicherheiten bei der Patienteneinrichtung und der Behandlungsabgabe zu berücksichtigen wird eine weitere Zone hinzugefügt, die normalerweise 0,3 bis 0,5 cm umfasst (*planning target volume*, PTV) [12].

Um die genaue Bestrahlung zu gewährleisten, wird ein individueller Bestrahlungsplan für jede Patientin und jeden Patienten erstellt. Die Bestrahlung erfolgt aus mehreren Richtungen und mit jeweils genau angepassten Feldern, sodass es möglich ist, die gewünschte Dosis in die Tumorregion zu applizieren und außerhalb der Tumorregion einen steilen Abfall der Dosis zu gewährleisten. Risikoorgane mit einem höheren Toxizitätsrisiko durch die Strahlentherapie, wie Sehnerven, Netzhaut, Linsen, Hirnstamm, Hypophyse, Cochlea und Hippocampus, sollten hinsichtlich der Strahlendosis nur limitiert belastet werden. Eine Ganzhirnbestrahlung ist beim Glioblastom nicht indiziert. Standardmäßig erfolgt bei Patienten unter 65 (70) Jahren zusätzlich zur Strahlentherapie eine orale Chemotherapie (☞ auch Kap. 4.3. "Grundlagen medikamentöser Therapie").

Bei Patienten über 65 (70) Jahren besteht inzwischen ein Konsens, dass eine hypofraktionierte Bestrahlung mit beispielsweise 40,05 Gy an 15 Behandlungstagen zu je 2,67 Gy empfehlenswert ist. Das Überleben scheint in dieser Patientengruppe nach hypofraktionierter Bestrahlung nicht geringer zu sein als nach Bestrahlung mit 60 Gy. Malmström et al. konnten 2012 erste Hinweise finden, dass die Gruppe von älteren Patienten mutmaßlich ein längeres Überleben erreicht, wenn die Strahlentherapie nicht nach dem oben genannten Standard mit 60 Gy, sondern eben hypofraktioniert durchgeführt wird [13]. Die Nebeneffekte, wie beispielsweise eine geringere benötigte Kortisondosis, sind darüber hinaus bei geringerer Dosis bzw. Strahlentherapiedauer günstiger [10]. In der NOA 08-Studie (Vergleich Temozolomid- vs. Strahlenmonotherapie) konnte bei älteren Patienten über 65 Jahren gezeigt werden, dass eine Chemotherapie mit Temozolomid ohne begleitende Strahlentherapie keine schlechteren Ergebnisse als die alleinige Strahlentherapie erzielt. Patienten mit einem methyliertem MGMT-Promotormethylierungsstatus schienen jedoch mehr von der Chemotherapie zu profitieren, wohingegen Patienten ohne methylierten MGMT-Promotormethylierungsstatus eher von der Strahlentherapie profitierten (☞ auch Kap. 4.3.2.2. "Chemotherapie des alten Patienten (über 65 (70) Jahren)") [8]. In einer Studie von Perry et al. konnte nachgewiesen werden, dass ältere Patienten von einer Hinzunahme von Temozolomid zur hypofraktionierten Strahlentherapie profitieren, allerdings insbesondere dann, wenn der MGMT-Promotor methyliert ist. Eine signifikante Überlegenheit der Hinzunahme von Temozolomid bei älteren Patienten mit unmethyliertem MGMT-Promotormethylierungsstatus zeigte sich hingegen nicht [9]. Bei älteren Patienten mit MGMT-Promotormethylierung sollte daher, sofern es die weiteren Umstände wie die Blutwerte und der Gesamtzustand zulassen, eine orale Chemotherapie zur Strahlentherapie ergänzt werden. Unklar ist bisher, ob Patienten mit methyliertem MGMT-Promotor von der Hinzunahme der Strahlentherapie zu Temozolomid profitieren.

Neben der klassischen Photonentherapie gibt es an einigen Zentren auch die Möglichkeit, eine sogenannte Partikeltherapie (Protonen, Schwerionen) durchführen zu lassen. Die physikalische Eigenschaften der Partikeltherapie sollen zu einer verbesserten Normalgewebeschonung führen und im Fall der Schwerionen zu einer höheren biologischen Wirksamkeit. So sollen vereinfacht gesprochen z.B. Protonen den Großteil ihrer Energie in der Tiefe des Gewebes, also der Tumorregion, abgeben und nicht beim Durchdringen des Gewebes kontinuierlich Energie verlieren. Diese Eigenschaften werden mit der Idee einer gezielteren Bestrahlung und einer geringeren Belastung des umliegenden, gesunden Gewebes [14] und langfristig einem möglichem besseren Erhalt neurokognitiver Funktionen der Patienten [15-17] verbunden. Diese Vorteile sind jedoch zum Teil noch von theoretischer Natur und konnten in kontrollierten Studien bisher noch nicht sicher klinisch belegt werden. Diskussion gibt es auch zum Thema Planungsgenauigkeit, Streustrahlung und Radionekrose, sodass die Partikeltherapie sicher noch keine Routinetherapie beim Glioblastom darstellt [18]. Weitere Studienergebnisse werden hier mehr Klarheit bringen. Bei anderen Tumoren, insbesondere kindlichen Hirntumoren, ist man hier deutlich weiter. Bei niedriggradigen und Grad-3-Gliomen wird aktuell bereits im Rahmen der NOA 25-Studie geprüft, welche Therapie, Photonen- oder Protonentherapie, langfristig verträglicher für den Patienten ist. Auch bei hochgradigen Gliomen gibt es Studien, die die beiden Therapieformen in Wirksamkeit und Verträglichkeit vergleichen [19].

Die Wirksamkeit von radiochirurgischen Methoden (z.B. mittels CyberKnife® mit Röntgenstrahlen bzw. GammaKnife® mit Gammastrahlen) wurde ebenfalls bei Glioblastomen untersucht, die Evidenzlage hinsichtlich des klinischen Benefits und der Überlebensverlängerung ist jedoch insuffizient. Diese fokussierten Hochpräzisionsansätze bleiben gerade bei hochinvasiven Tumoren, wie dem Glioblastom, nur individuellen Einzelfragestellungen oder Studien überlassen. Die aktuelle AWMF-Leitlinie zu Gliomen gibt daher zusammenfassend keine Empfehlung zur stereotaktischen Bestrahlung [20].

4.3. Grundlagen medikamentöser Therapie

Die medikamentöse Therapie stellt die dritte von vier Säulen der Therapie eines Glioblastoms dar. In der Routine handelt es sich hierbei um eine klassische, alkylierende Chemotherapie, also Substanzen, die Alkylgruppen in die DNA einbauen und somit zur zellulären Schädigung führen können. Die am häufigsten eingesetzten Chemotherapiesubstanzen der Glioblastomtherapie sind Temozolomid und CCNU (Chloroethyl-Cyclohexyl-Nitrosourea, Lomustin). Temozolomid ist ein Zytostatikum, das Methylgruppen an Guanin (an Position O^6 und N^7) und Adenosin (an Position N^3) anhängt. So entstehen die Derivate O^6-Methylguanin (O^6-MG), N^7-Methylguanin (N^7-MG) und N^3-Methyladenin (N^3-MA). Es kommt zu Einzelstrang- und Doppelstrangbrüchen, was wiederum zum Zellzyklusarrest in der Phase G2M führt [21]. Durch diese Methylierungsschritte werden zum Teil unterschiedliche Reparaturmechanismen induziert (z.B. Induktion "*Base Excision*" oder "*Mismatch Repair*"), wovon jedoch überwiegend die Methylierung von O^6-Guanin, wenngleich auch recht selten (ca. 5 bis 10 %), zum Zelltod führt. Diese Methylierung kann jedoch durch das Reparaturprotein MGMT entfernt werden, was wiederum die prädiktive und prognostische Rolle des MGMT-Promotormethylierungsstatus hervorhebt (s.u.). CCNU ist ein Zystostatikum aus der Gruppe der Nitrosoharnstoffe. Ebenso wie bei Temozolomid kommt es durch CCNU zu einer Alkylierung der DNA, die letztlich zum Zelltod führen kann. CCNU besitzt allerdings auch zusätzlich noch MGMT-unabhängige Eigenschaften, die Transkriptions-, Translations- und Posttranskriptionsprozesse stören können. Das CCNU-Produkt O^6-Chloroethylguanin kann jedoch, wie beim Temozolomid, durch das Reparaturprotein MGMT repariert werden. Ein direkter Zusammenhang des Ansprechens auf die alkylierende Chemotherapie zur MGMT-Konzentration konnte allerdings nie sicher gezeigt werden, allerdings ein besseres Ansprechen bei methyliertem, also inaktiviertem MGMT-Promotor (s.u. und Kap. 3.4. "Molekularpathologie und Pathophysiologie") [22, 23].

Eine wichtige Rolle bezüglich der Wirksamkeit der alkylierenden Chemotherapie spielt somit der Methylierungsstatus des MGMT-Promotors. Er ist nicht nur ein wichtiger prognostischer Faktor, sondern auch prädiktiv für die Effektivität von Alyklanzien wie Temozolomid und CCNU [24]. Konkret heißt dies, dass Patienten mit einem methyliertem MGMT-Promotor statistisch gesehen länger überleben (prognostisch) und auch besser auf die Chemotherapie ansprechen (prädiktiv). Der MGMT-Promotormethylierungsstatus kann auch Einfluss auf die Indikation einer Chemotherapie und die Wahl des Regimes haben. Im Falle einer Methylierung des MGMT-Promotors stellt er zum Beispiel gerade bei älteren Patienten die Grundlage für oder im Falle einer fehlenden Methylierung gegen den Einsatz einer Chemotherapie zusätzlich zur Strahlentherapie dar (☞ auch Kap. 4.3.2.2. "Chemotherapie des alten Patienten (über 65 (70) Jahre)").

Temozolomid ist seit 2005 die Standardsubstanz in der Therapie des neu diagnostizierten Glioblastoms. Im Falle einer MGMT-Promotormethylierung kann nach neueren Studiendaten eine Kombinationstherapie mit CCNU diskutiert werden (☞ auch Kap. 4.3.2.1. "Chemotherapie des jungen Patienten (unter 65 (70) Jahre)", "CeTeG-Schema" [25]). Beide Chemotherapeutika werden oral eingenommen.

4.3.1. Nebenwirkungen der systemischen Therapie und Dosismodifikation

4.3.1.1. Vorbemerkungen

Die Nebenwirkungen der Chemotherapie werden nach den "*Common Terminology Criteria for Adverse Events*" (CTCAE) bewertet. Die Nebenwirkungen der verschiedenen Organsysteme werden dabei nach der Schwere aufsteigend in fünf verschiedene Grade eingeteilt. Sollte eine substanzassoziierte Nebenwirkung vom CTCAE-Grad ≥3 auftreten, sollte die Dosis der ursächlichen Substanz gemäß der Fachinformation für den Folgezyklus angepasst und dieser erst begonnen werden, wenn sich die Nebenwirkung in der Regel bis auf CTCAE-Grad 1 zurückgebildet hat. Ausnahmen stellen dabei zum Beispiel höhergradige Toxizitäten wie Haarausfall, Übelkeit oder Erbrechen dar, wobei explizit keine Dosisreduktion empfohlen wird. Auch bei einer Lymphopenie ist keine Zyklusunterbrechung oder Dosisreduktion geplant. Bei einer höhergradigen Lymphopenie ist jedoch eine antibiotische Prophylaxe indiziert.

Die Nebenwirkung der systemischen, alkylierenden Therapie, die die klinische Routine am meisten bestimmt, ist eine Beeinflussung der Knochenmarksfunktion (Myelotoxizität). So ist zum Beispiel unter Temozolomid in ca. 7 bis 13 % mit höhergradigen (Grad 3 und höher) Leukopenien, in ca. 6 bis 7 % mit höhergradigen Neutro- und/oder in ca. 12 bis 24 % mit höhergradigen Thrombopenien zu rechnen [25, 26]. Es sollte unter Therapie mit diesen Substanzen daher wöchentlich ein Differentialblutbild angefertigt werden. Eine kleines Blutbild, und damit lediglich eine Bestimmung der Leukozyten, ist nicht ausreichend. Auch die Bestimmung der Leber- und Nierenwerte gehört zur Therapieüberwachung dazu. Höhergradige Transaminasenerhöhungen sind selten, aber möglich. Beim Einsatz von CCNU sollte vor Beginn und je nach klinischer Notwendigkeit zusätzlich eine Lungenfunktionsprüfung durchgeführt werden (siehe auch weiter unten), weil es bei einer der "Schwestersubstanzen" aus der Gruppe der Nitrosoharnstoffe (BCNU) ganz selten zu einer restriktiven Ventilationsstörung kommen kann. CCNU gilt insgesamt als etwas myelotoxischer als Temozolomid. Die Kombination aus CCNU und Temozolomid analog des CeTeG-Schemas (☞ auch Kap. 4.3.2.1. "Chemotherapie des jungen Patienten (unter 65 (70) Jahre)") führt beachtenswerterweise nur zu einer mäßigen Zunahme der höhergradigen Hämatotoxizität im Vergleich zu Temozolomid: Leukopenie ca. +3 %, Neutropenie ca. +8 %, Thrombopenie ca. +5 % [25].

Bei jungen Patienten sollte zudem über die schädigende Wirkung auf Ei- und Spermienzellen unter Chemotherapie hingewiesen werden. Je nach Situation ist aufgrund der Teratogenität eine Kryokonservierung vor Beginn der Therapie zu diskutieren. Bis sechs Monate nach Beendigung der Therapie sollen Männer keine Kinder zeugen. Frauen im gebärfähigen Alter sollen unter Therapie eine sichere Verhütungsmethode anwenden (☞ auch Fachinformation von Temozolomid bzw. CCNU).

4.3.1.2. Praktische Empfehlungen

Temozolomid

Gemäß der Fachinformation sollte während der **Radiochemotherapie mit konkomitanter Temozolomidgabe** eine *Pneumocysitis-jirovecii*-Pneumonie-Prophylaxe (z.B. mit Cotrimoxazol 960 mg 3 × wöchentlich) eingenommen werden. Es handelt sich hierbei um eine pilzbedingte, schwer zu behandelnde, jedoch seltene, interstitielle Pneumonie. In den ersten Pilotstudien mit Temozolomid sind in dieser Phase, mutmaßlich aufgrund einer höhergradigen Lymphopenie, einige wenige Erkrankungsfälle beobachtet worden, sodass sich die Prophylaxeempfehlung bis heute gehalten hat. Dies kann man bei regelmäßigen Laborkontrollen eigentlich in Frage stellen, da die Indikation von Cotrimoxazol dabei ohnehin bei einer Lymphopenie <0,5/nl gestellt wird. Nach Beendigung der konkomitanten Phase ist Cotrimoxazol so lange fortzuführen bis sich die Lymphozytenwerte in den Bereich >0,5/nl verbessert haben. Im weiteren Verlauf der Therapie ist die *Pneumocysitis-jirovecii*-Prophylaxe dann bei einer Lymphozytenzahl <0,5/nl wieder anzusetzen.

Während der **laufenden Radiochemotherapie** (= **konkomitante Phase**) mit Temozolomid werden gemäß Fachinformation keine Dosisreduktionen aufgrund hämatologischer und nicht-hämatologischer Nebenwirkungen empfohlen, jedoch sollte je nach Anzahl der Thrombozyten, Anzahl der Neutrophilen sowie bei den meisten nicht-hämatologischen Toxizitäten nach CTCAE ab Grad 2 eine Unterbrechung oder gar ein Abbruch der konkomitanten Temozolomidgabe evaluiert werden (☞ Tab. 4.1).

Sollte es unter Chemotherapie mit Temozolomid während der **Erhaltungsphase** (nach Abschluss der kombinierten Radiochemotherapie) zu einer Toxizität Grad 3 oder höher nach den "*Common Terminology Criteria for Adverse Events*" (CTCAE) kommen, muss die Dosis von Temozolomid im nächsten Zyklus gegebenenfalls angepasst werden (zum Beispiel bei einer Neutropenie CTCAE 3). Dies trifft jedoch nicht bei allen Grad-3-Toxizitäten zu (zum Beispiel nicht bei Übelkeit, Alopezie oder Erbrechen).

Ein neuer Chemotherapiezyklus kann erst nach Durchlaufen der Nadire (Tiefstwerte) mit Neutrophilen Granulozyten >1,5/nl, Thrombozyten >100/nl und einem Hb >10 g/dl begonnen werden. Der Nadir für Temozolomid wird zwischen dem 21. und 28. Tag erwartet. Zusätzlich sollte keine nicht-hämatologische Toxizität CTCAE ≥ Grad 2 (außer Haarausfall, Übelkeit, Erbrechen) vorliegen.

Zum Schutz vor Übelkeit oder Erbrechen, was insbesondere bei den höheren Temozolmiddosen in der adjuvanten Phase relevant werden kann, sollte eine antiemetische Prophylaxe eingenommen werden. Hier gibt es mehrere Ansätze, am häufigsten werden jedoch sogenannte 5-HT3-Rezeptor-

Toxizität	TMZ-Unterbrechung	Abbruch der TMZ-Therapie
Anzahl Neutrophile	≥0,5/nl und <1,5/nl	<0,5/nl
Anzahl Thrombozyten	≥10/nl und <100/nl	<10/nl
Nicht-hämatologische Nebenwirkungen (Ausnahme: Übelkeit, Erbrechen und Haarausfall)	CTC Grad 2	CTC Grad ≥3

Tab. 4.1: Vorgaben bezüglich einer Unterbrechung bzw. eines Abbruchs der konkomitanten Gabe von Temozolomid (TMZ) während der kombinierten Radiochemotherapie gemäß Fachinformation. Die Behandlung kann fortgeführt werden, wenn sowohl die Anzahl der neutrophilen Granulozyten ≥1,5/nl als auch die Anzahl der Thrombozyten ≥100/nl beträgt und zusätzlich keine nicht-hämatologische Toxizität CTC > Grad 1 (außer Haarausfall, Übelkeit, Erbrechen) vorliegen. (Quelle: Fachinformation zu Temozolomid, frei zugänglich im Internet).

Dosierungsstufe	TMZ-Dosis (mg/m² KOF/Tag)	Anmerkungen
–1	100	Reduzierung aufgrund früher aufgetretener ≥Grad-3-Toxizität
0	150	Dosierung während Zyklus 1
+1	200	Dosierung während Zyklus 2 bis 6, wenn keine ≥Grad-3-Toxizität auftrat

Tab. 4.2: Dosierungsstufen von Temozolomid nach Abschluss der Radiochemotherapie während der Erhaltungschemotherapie gemäß Fachinformation. Eine Dosisreduktion erfolgt in der Erhaltungstherapie bei einer Toxizität CTCAE Grad 3 oder höher mit Ausnahme von Übelkeit, Erbrechen und Alopezie. Bei einer weiteren Toxizität von mindestens Grad 3 unter Dosisstufe –1 sollte Temozolomid nicht weiter verabreicht werden. (Quelle: Fachinformation zu Temozolomid, frei zugänglich im Internet). Ausnahmen sind hier natürlich individuell zu entscheiden.

antagonisten wie z.B. Granisetron eingesetzt. Die Antiemese sollte rechtzeitig vor der Chemotherapie (ca. 45 Minuten) eingenommen werden, sodass für die meisten Patienten Temozolomid eine gut verträgliche Therapie darstellt. Sollte es dennoch zu Übelkeit kommen, dann kann die Antiemese erweitert werden (☞ auch Kap. 4.5.3. "Chemotherapie-induzierte Übelkeit / Antiemetika"). Eine Nebenwirkung von 5-HT3-Rezeptorantagonisten ist allerdings die Obstipation. Hierbei helfen in aller Regel Laxantien wie Macrogol. Auch kardiale Nebenwirkungen sollten eruiert und bei Notwendigkeit behandelt werden [20].

CCNU

Das Nebenwirkungsprofil von CCNU ist dem von Temozolomid ähnlich. Die Myelotoxizitätsrate ist etwas höher. Der Nadir für CCNU wird zwischen der vierten und sechsten Woche nach Einnahme erwartet. Bei CCNU kommt es in der Regel erst zu dem Thrombozyten- und dann zu dem Leukozytennadir (☞ auch jeweilige Fachinformation).

Bei Nitrosoharnstoffen wie CCNU, insbesondere aber beim BCNU, sind auch pulmonale Schädigungen im Sinne einer restriktiven Lungenerkrankung (z.B. Fibrose) beschrieben. Risikofaktor für pulmonale Nebenwirkungen sind unter anderem vorbestehende Lungenerkrankungen, weswegen die Lungenfunktionsprüfung vor und unter Therapie zum diagnostischen Standard gehört [27]. Auch die Gesamtdosis von CCNU scheint einen Risikofaktor darzustellen.

Sollte es unter Chemotherapie mit CCNU zu einer Toxizität Grad 3 oder höher nach den CTCAE kommen, muss die Dosis von CCNU im nächsten Zyklus gegebenenfalls angepasst werden. Dies trifft jedoch, wie oben bei Temozolomid schon erwähnt, nicht bei allen Grad-3-Toxizitäten zu (zum Beispiel nicht bei Übelkeit, Alopezie oder Erbrechen). CCNU wird im Falle einer Dosisreduktion in aller Regel um 25 bis 30 % der vorausgegangen Dosis reduziert. Die übliche CCNU-Dosis beträgt 90-110 mg/m² KOF an Tag 1 von 42.

4.3.1.3. Allgemeine Empfehlungen zum Management höhergradiger Toxizitäten

Thrombozytopenie

Sollte es durch die zytostatische Therapie zu einer Thrombopenie von <20/nl ohne Blutungsanzeichen oder <50/nl mit Blutungsanzeichen kommen, ist eine Thrombozytentransfusion notwendig.

Neutropenie

Bei einer Neutropenie <0,5/nl können Granulozyten-stimulierende Faktoren ("G-CSF") und prophylaktisch Ciprofloxacin 500 mg zweimal täglich zum Einsatz kommen. Ohne Fieber wird dies zum Teil noch kontrovers diskutiert, wir empfehlen aber diese Vorgehensweise. Kommt in dieser Situation noch Fieber hinzu, handelt es sich also um ein neutropenes Fieber (Fieber + Neutropenie <0,5/nl), ist eine stationäre Aufnahme mit intravenöser antibiotischer Therapie (zum Beispiel mit Piperacillin und Tazobactam) indiziert. Es handelt sich hierbei um einen Notfall mit recht hoher Mortalität.

Die Blutwerte sollten bei derart niedrigen Werten bis zur Überwindung des Nadirs / der Nadire sehr engmaschig, in der Regel täglich, kontrolliert werden.

Lymphopenie

Die Behandlung der Lymphopenie erfolgt wie bereits beschrieben bei Werten <0,5/nl und umfasst die prophylaktische Gabe von Cotrimoxazol 960 mg dreimal wöchentlich. Alternativ kann bei Unverträglichkeiten oder lang anhaltenden Lymphopenien Atovaquon (Wellvone®, 750 mg 1-0-1 an drei Tagen die Woche) verwendet werden, was jedoch in der Regel deutlich teurer ist.

Leberwerterhöhung

Bei erhöhten Transaminasen CTCAE-Grad ≥2 während der Erhaltungstherapie sollte eine Therapiepause bis zur Regeneration (CTCAE ≥1) erfolgen und bei CTCAE-Grad ≥2 eine Dosismodifikation um eine Stufe erwogen werden. Bei persistierend erhöhten Transaminasen sollten eine Sonographie des Abdomens und eine Hepatitisserologie erfolgen. Gegebenenfalls ist eine weiterführende gastroenterologische Abklärung erforderlich. Bei unauffälliger Diagnostik kann pragmatisch der Einsatz von Ursodesoxycholsäure bei Leberwerterhöhungen diskutiert werden, da sich die Leberwerte hierunter in der Regel deutlich schneller erholen. Der nächste Zyklus der Chemotherapie sollte erst eingeleitet werden, wenn sich die Werte auf mindestens CTCAE-Grad 1 erholt haben. In schweren Fällen ist ein dauerhaftes Absetzen der verursachenden Substanz anzuraten.

4.3.2. Wahl des Chemotherapieregimes

Die Indikation zur Chemotherapie aber auch die Wahl des Chemotherapieregimes orientiert sich unter anderem am Alter und dem Karnofsky-Index der Patienten, aber auch am MGMT-Promotormethylierungsstatus.

Beim Alter wird, wie bereits oben erläutert, in der Unterscheidung zwischen jung und alt häufig die Grenze bei 65 (70) Jahren gezogen. Diese Altersgrenze wird nicht ganz einheitlich angegeben und zum Teil 65 oder auch 70 Jahre als Grenzwert angegeben. Wir favorisieren jedoch 65 Jahre als Grenzwert zur Unterscheidung zwischen alten und jungen Patienten, sodass wir uns für die Schreibweise 65 (70) entschieden haben. Entscheidend für das Therapieregime ist jedoch eher das biologische Alter, wobei wiederum dem Karnofsky-Index aber auch den Komorbiditäten eine wichtige Rolle zukommt.

Der Karnofsky-Index beinhaltet eine Punkteskala von 0 bis 100. Er soll den Allgemeinzustand des Patienten erfassen. 100 bedeutet dabei, dass keine Anzeichen von Krankheit vorliegen, 0 bedeutet, dass der Patient verstorben ist. Der Karnofsky-Index ist eine relativ grobe Einteilung, wird aber aufgrund der validen Prognoseabschätzung auch außerhalb von Tumorerkrankungen zur Einschätzung des Gesamtzustandes von Patienten eingesetzt [28]. Eine wichtige Grenze stellt der Karnofsky-Index von 70 dar. Häufig wird diese Grenze für Studieneinschlüsse genannt, da ein Patient mit einem Karnofsky-Index von 70 gerade noch selbstversorgend ist, alltäglichen, darüber hinausgehenden Aktivitäten aber kaum mehr nachgehen kann. Je nach Studie können aber natürlich auch andere Grenzwerte gelten. Alternativ zum Karnofsky-Index kann das ECOG (*Eastern Cooperative Oncology Group*)-Stadium angegeben werden.

4.3.2.1. Chemotherapie des jungen Patienten (unter 65 (70) Jahre)

Für jüngere Patienten in einem guten Allgemeinzustand, also einem Karnofsky-Index von 70 oder größer, wird in der Routine häufig eine Radiochemotherapie mit einer konkomitanten (begleitenden) und sechs Zyklen adjuvanten Temozolomidtherapie empfohlen. Dieses Schema wird umgangssprachlich als sogenanntes "Stupp-Schema", nach dem Erstautor Roger Stupp der zugrundeliegenden Phase-III-Studie bezeichnet [26]. Die Studienergebnisse wurden 2005 im *New England Journal of Medicine* publiziert. 573 Glioblastom-Patienten im Alter von 18 bis 70 Jahren wurden eingeschlossen. Es wurde untersucht, ob eine kombinierte Radiochemotherapie einer alleinigen Radiotherapie nach Operation überlegen ist. Das mediane Gesamtüberleben (mOS) betrug 14,6 Monate im kombinierten Arm und 12,1 Monate im Arm ohne Chemotherapie. Die 2-Jahres-Überlebensrate im kombinierten Arm lag bei 26,5 % und bei 10,4 % im Arm ohne Chemotherapie. Insgesamt zeigte sich ein signifikanter Überlebensvorteil durch die Hinzunahme von Temozolomid. In dem Schema erhält der Patient nach Abschluss der Wundheilung (idealerweise zwischen ca. zwei bis fünf Wochen nach Operation) eine kombinierte Radiochemotherapie mit einer Strahlentherapiegesamtdosis von 60 Gy, aufgeteilt in 30 Einzelfraktionen à 2 Gy. Da am Wochenende nicht bestrahlt

Karnofsky-Index	Beschreibung	ECOG-Stadium
100	Normaler Status, keine Anzeichen von Krankheit	0
90	Normale Aktivität möglich, minimale Krankheitszeichen	0/1
80	Normale Aktivität mit Anstrengung möglich	1
70	Selbstversorgung möglich, normaler Alltag/Arbeiten nicht möglich	2
60	In den meisten Bereichen selbstversorgend, benötigt aber teilweise Unterstützung	2
50	Häufige Inanspruchnahme von Hilfe und medizinischer Versorgung	3
40	Behindert, benötigt spezialisierte Hilfe	3
30	Schwere Behinderung, Hospitalisierung erforderlich	4
20	Schwer erkrankt, benötigt intensive medizinische Behandlung	4
10	Moribund, rascher körperlicher Abbau	4
0	Tod	5

Tab. 4.3: Übersicht über den Karnofsky-Index sowie in das *Eastern Cooperative Oncology Group* (ECOG)-Stadium und deren Bedeutung [28, 29].

wird, wird die Gesamtdosis innerhalb von sechs Wochen appliziert. Darüber hinaus wird konkomitant, also täglich begleitend (auch am Wochenende) oral mit Temozolomid in einer Dosierung von 75 mg/m² KOF therapiert, also ca. an 42 Tagen. Sollten beispielsweise durch Feiertage oder technische Defekte Bestrahlungen ausfallen, so können diese am Ende ergänzt werden, wohingegen die Chemotherapie nach 42 Tagen in der Regel beendet wird, aber auch einige Tage länger laufen kann (gemäß Fachinfo maximal 49 Tage). Nach der konkomitanten Phase erfolgen vier Wochen Therapiepause. Nach diesen vier Wochen sollte eine erste Kontroll-MRT des Schädels erfolgen, um eine Basis- bzw. Referenz-MRT nach Strahlentherapie zu erstellen, mittels dieser die weiteren MRTs unter adjuvanter Chemotherapie beurteilt werden können (s.o. RANO-Kriterien, ☞ Tab. 3.1). Hierbei ist allerdings zu beachten, dass es in ca. 10 bis 40 % der Fälle zu Veränderungen im Strahlenfeld kommen kann, die einem Tumorwachstum ähneln, jedoch am ehesten therapieassoziierten Veränderungen entsprechen und somit als Pseudoprogression bezeichnet werden (☞ Kap. 3.1.4. "Pseudoprogression"). Darüber hinaus sollen anhand dieser MRT auch sogenannte *"Out-Of-Field"*-Läsionen detektiert werden, also Tumormanifestationen außerhalb der bestrahlten Region, die einem echten Progress entsprechen würden. Bei Ausschluss eines signifikanten Progresses wird im Anschluss an die Basis-MRT eine adjuvante Chemotherapie begonnen. Im ersten Zyklus wird Temozolomid dabei in einer Dosierung von 150 mg/m² KOF an den ersten fünf eines 28 Tage Zyklus verabreicht. Sofern keine dosisrelevante Toxizität nach CTCAE auftritt, wird die Temozolomid-Dosis in den folgenden Zyklen auf 200 mg/m² KOF angehoben [26]. Eine ggf. notwendige Dosisreduktion erfolgt gemäß Fachinformation (☞ Kap. 4.3.1. "Nebenwirkungen der systemischen Therapie und Dosismodifikation"). Geplant sind insgesamt sechs adjuvante Zyklen Temozolomid, sofern sich in den regelmäßigen MRT-Verlaufskontrollen alle zwei bis drei Monate ein stabiler Tumorbefund nach den sogenannten modified-RANO- bzw. RANO 2.0-Kriterien zeigt [30]. Mehr als sechs adjuvante Zyklen von Temozolomid erbrachten in bisherigen Untersuchungen keinen weiteren Überlebensvorteil, wobei potentiell jedoch vermehrte Toxizitäten bedacht werden müssen [31, 32].

In späteren Subgruppenanalysen der Studie zum Stupp-Schema zeigte sich, dass zwar fast alle Subgruppen, sortiert nach prognostischen Faktoren wie Resektionsstatus und Alter, von der Hinzunahme von Temozolomid profitierten, insbesondere aber der methylierte MGMT-Promotormethylierungsstatus ein starker Prädiktor für einen zusätzlichen Nutzen ist [33].

(Sub)gruppe	Medianes Überleben (Monate)
Alle Patienten	
Radiotherapie	12,1
Kombinierte Therapie	14,6
Patienten ohne MGMT-Methylierung	
Radiotherapie	11,8
Kombinierte Therapie	12,6
Patienten mit MGMT-Methylierung	
Radiotherapie	15,3
Kombinierte Therapie	23,4

Tab. 4.4: Nachträglich wurden Subgruppenanalysen zu der Studie von Stupp et al. von 2005 durchgeführt, wobei sich in nahezu allen Subgruppen ein Überlebensvorteil durch die kombinierte Therapie mit Radiotherapie und Temozolomid im Vergleich zur alleinigen Radiotherapie zeigte (hier nur Subgruppenanalyse zur MGMT-Promotormethylierung aufgeführt). Ein besonders starker Prädiktor war der MGMT-Status, wobei der MGMT-Status bei 206 Patienten nachträglich bestimmt wurde.

Bei methyliertem MGMT-Promotormethylierungsstatus besteht jedoch auch eine weitere systemtherapeutische Alternative. Bei dieser Patientengruppe kann eine Kombinationschemotherapie nach dem sogenannten CeTeG-Schema diskutiert werden, insbesondere dann, wenn der Karnofsky-Index des Patienten bei mindestens 70 liegt und keine Komorbiditäten als Kontraindikation vorliegen.

In die sogenannte CeTeG/NOA-09-Studie (randomisierte Phase-III-Studie) wurden 141 Probanden in 17 deutschen Zentren eingeschlossen. Die Studie untersuchte, ob bei Glioblastompatienten mit MGMT-Promotormethylierung ein Therapieregime bestehend aus Operation mit anschließender Radiochemotherapie mit CCNU und Temozolomid einen Überlebensvorteilgegenüber einer Behandlung nach dem Stupp-Schema erbringt. Tatsächlich führte die Kombinationschemotherapie bei diesen Patienten zu einem fast 17 Monate (31,4 vs. 48,1 Monate) längeren Gesamtüberleben. Allerdings war das progressionsfreie Überleben zwischen beiden Armen nicht unterschiedlich, sodass hinsichtlich dieses Schemas noch einige Fragezeichen bestehen [25].

Im CeTeG-Schema erfolgt während der konkomitanten Radiochemotherapie-Phase mit Beginn der Strahlentherapie an Tag 1 der erste von insgesamt sechs Chemotherapiezyklen. Jeder Zyklus dauert 42 Tage. In jedem Zyklus werden CCNU am ersten Tag und Temozolomid vom zweiten bis zum sechsten Tag eingenommen. Die Dosierung von CCNU beträgt 100 mg/m² KOF. Im ersten Zyklus beträgt die Dosierung von Temozolomid ebenfalls 100 mg/m² KOF jeweils an Tag zwei bis sechs. In Abhängigkeit der Toxizitäten kann eine Dosissteigerung von Temozolomid auf 120 mg/m² KOF in Zyklus zwei, 150 mg/m² KOF in Zyklus drei und 200 mg/m² KOF in Zyklus vier bis sechs erwogen werden. Eine Dosissteigerung zum zweiten (oder späteren) Zyklus wird dann vorgenommen, wenn nach der Radiotherapie und Durchlaufen der Nadire die Thrombozyten >100/nl und die Leukozyten >2,5/nl (bzw. besser Neutrophile ≥1,5/nl) sind. Eine Dosissteigerung von CCNU findet nicht statt.

Eine Dosisreduktion von CCNU oder Temozolomid richtet sich orientierend am Zeitpunkt des Auftretens der Nadire. Wenn die Nadire nach dem Tag 25 im Chemozyklus auftreten, dann erfolgt ab einer Grad-3-Thrombo- oder -Neutropenie (damalige Studienempfehlung noch Leukozyten-basiert: Thrombozyten <50/nl oder Leukozyten <1,5/nl) eine CCNU-Dosisreduktion auf 75 % und bei erneuter Toxizität auf 50 % der Ausgangsdosis pro m² KOF. Sollte es unter 50 % der Ausgangsdosis erneut zu einer Leukopenie <1,5/nl oder Thrombopenie <50/nl kommen (bzw. o.g. Grad-3-Toxizität), wird CCNU dauerhaft aus dem Therapieschema entfernt.

Bei einer Thrombopenie <50/nl oder eine Leukopenie <1,5/nl (bzw. Grad-3-Thrombo- oder -Neutropenie) bis zum 25. Tag nach Einnahme wird die Dosis von Temozolomid auf 75 % bzw. bei erneutem Auftreten auf 50 % der Ausgangsdosis verringert. Bei erneuter Thrombopenie <50/nl oder Leukopenie <1,5/nl vor dem 25. Tag nach Einnahme unter 50 % der Ausgangsdosis von Temozolomid sollte Temozolomid dauerhaft aus dem Therapieschema entfernt werden. Sollte eine Grad-4-Toxizität nach CTCAE auftreten, sollte die Dosis von Temozolomid um zwei Stufen, also zum Beispiel von 100 % auf 50 % der Ausgangsdosis, reduziert werden. Sollten nicht-hämatologische Toxizitäten vom Grad 3 oder 4 auftreten (z.B. Erhöhung von Alanin- oder Aspartat-Transaminase), sollte eine entsprechende Abklärung, wie zum Beispiel eine

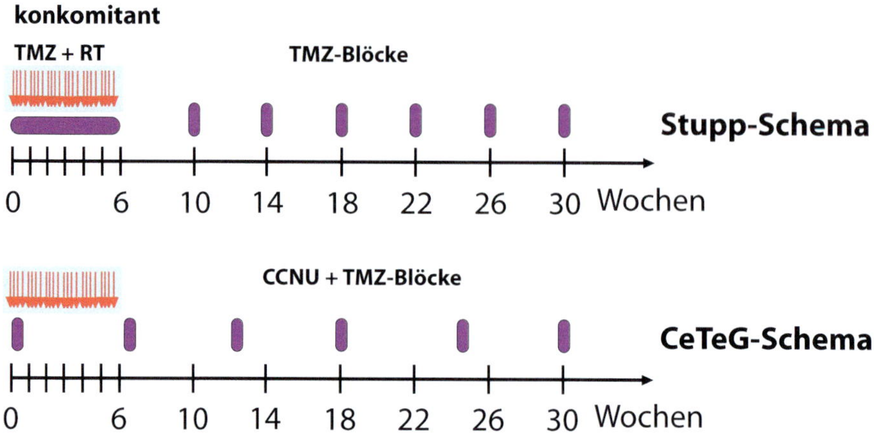

Abb. 4.1: Schemata der zwei Haupt-Chemotherapieregimes in der Therapie des Glioblastoms [25]. In lila: Chemotherapieblöcke; in rot: Bestrahlungstage.

Sonographie des Abdomens sowie Anfertigung einer Hepatitisserologie, erfolgen und die Dosis der verursachenden Substanz gegebenenfalls angepasst werden (☞ auch unter Kap. 4.3.1. "Nebenwirkungen der systemischen Therapie und Dosismodifikation"). Insgesamt war in der CeTeG-Studie die Rate höhergradiger Nebenwirkungen (Grad 3 oder höher nach CTCAE) im experimentellen Arm (CCNU+Temozolomid) im Vergleich zum Standardarm ("Stupp-Schema") etwas höher (59 % vs. 51 %) [25].

Das sogenannte CeTeG-Schema ist weltweit noch kein Standard, aber insbesondere in Deutschland und Europa bei methyliertem MGMT-Promotormethylierungsstatus eine häufig gewählte Therapieoption bei jüngeren Patienten unter 70 Jahren mit gutem Allgemeinzustand (Karnofsky-Index ≥70). Die Skepsis liegt zum einen an der doch verhältnismäßigen kleinen Fallzahl der CeTeG-Studie und der fehlenden signifikanten Verlängerung des progressionsfreien Überlebens [20].

Bei deutlich reduziertem Allgemeinzustand kann natürlich auch bei jüngeren Patienten unter Berücksichtigung des Therapiewunsches die Behandlungsstrategie modifiziert werden. So kann zum Beispiel lediglich eine *Best Supportive Care*-Strategie indiziert sein, ein verkürztes, ggf. hypofraktioniertes, Strahlentherapieschema gewählt werden oder gegebenenfalls auch ein Chemomonotherapie-Beginn diskutiert werden, wenn zum Beispiel eine Rehabilitationsmaßnahme im Vordergrund steht. Das sind allerdings Einzelfälle, die individuell diskutiert werden sollten.

4.3.2.2. Chemotherapie des alten Patienten (über 65 (70) Jahre)

Für ältere Patienten bestehen zum Teil etwas andere Therapieempfehlungen als für jüngere. Ausgangslage für die aktuellen Therapieempfehlungen sind die derzeitige Studienlage und die Beobachtung, dass bei älteren Patienten möglicherweise häufiger mit Nebenwirkungen zu rechnen ist [8, 34]. Das Stupp- und das CeTeG-Schema sollten daher nicht unkritisch angewendet werden. Gängige Praxis ist es aktuell, älteren Patienten eine Chemotherapie in Abhängigkeit vom MGMT-Promotormethylierungsstatus und dem Allgemeinzustand zu empfehlen. Prinzipiell ist eine Methylierung des MGMT-Promotors auch bei dieser Patientengruppe ein guter Prädiktor für das Ansprechen auf eine Chemotherapie. Im Umkehrschluss kann in Risiko-Nutzen-Abwägung bei unmethyliertem MGMT-Promotormethylierungsstatus auch ein Verzicht auf die Chemotherapie diskutiert werden. Grundlage für diese Empfehlung ist unter anderem die Studie von Perry et al. Die Autoren konnten zunächst nachweisen, dass bei älteren Glioblastom-Patienten die Hinzunahme von Temozolomid zu einer hypofraktionierten Radiotherapie mit 40,05 Gy (15 × 2,67 Gy) einen zusätzlichen Überlebensvorteil bringt. Unter Berücksichtigung des MGMT-Promotormethylierungsstatus fiel jedoch folgendes auf: Patienten ohne MGMT-Promotormethylierung lebten durch die Hinzunahme von Temozolomid zur hypofraktionierten Strahlentherapie im Median ca. zwei Monate länger als ohne Temozolomid (10 vs. 7,9 Monate). Dieser Unterschied war jedoch statistisch nicht signifikant. Ältere Patienten mit methyliertem MGMT-Promotormethylierungsstatus lebten im Median signifikant fast sechs Monate länger, wenn zur hypofraktionierten Radiotherapie Temozolomid ergänzt wurde (13,5 vs. 7,7 Monate) [9]. Aufgrund dieser Ergebnisse sollte bei älteren Glioblastom-Patienten eine alkylierende Chemotherapie mit Temozolomid in Abhängigkeit vom MGMT-Promotormethylierungsstatus diskutiert werden. Die Durchführung des Stupp-Schemas ist bei diesen Patienten aber auch nicht grundsätzlich falsch.

Im Rahmen der NOA-08-Studie wurde bereits ab 2005 die Rolle der Chemotherapie bei älteren Patienten mit anaplastischem Astrozytom und Glioblastom untersucht. Damals galt die Radiotherapie als postoperativer Standard bei dieser Patientengruppe. Über den Nutzen der Chemotherapie war hingegen wenig bekannt. In der Studie wurden daher zwei Therapiearme miteinander verglichen. Patienten in einem Arm erhielten eine Radiotherapie mit 60 Gy, wohingegen die Patienten im anderen Therapiearm eine Chemotherapie mit Temozolomid in der Dosierung von 100 mg/m² KOF erhielten. Die Chemotherapie wurde sieben Tage am Stück eingenommen, woraufhin eine einwöchige Pause erfolgte. Dabei handelte es sich um ein Schema, das heute in der Regel nicht mehr eingesetzt wird. In der NOA 08-Studie konnte aber gezeigt werden, dass ungeachtet des MGMT-Promotormethylierungsstatus eine Strahlenmonotherapie einer reinen Temozolomidtherapie nicht überlegen ist. Bei methyliertem MGMT-Promotormethylierungsstatus profitieren die Patienten allerdings mehr von einer Behandlung mit Temozolomid und bei unmethylierten MGMT-Promotormethylierungsstatus mehr von einer Strahlentherapie [8]. Im Einzelfall kann daher bei älteren Patienten mit methyliertem MGMT-Promotormethylierungsstatus auch eine Temolozolomid-Monotherapie diskutiert werden, beispielsweise für ältere Patienten mit reduziertem Allgemeinzustand (Karnofsky-Index 50 bis 70) oder wenn eine Chemotherapie für den Patienten einfacher durchzuführen ist. Vorteile wären zum Beispiel, dass kein täglicher Transport oder alternativ keine stationäre Aufnahme notwendig sind. Einfacher ist eine alleinige Chemotherapie auch dann, wenn primär eine Rehabilitation im Vordergrund steht. In der klinischen Routine wird jedoch meistens die Kombination mit einer Strahlentherapie eingesetzt. Unklar ist bisher jedoch, ob Patienten mit einer MGMT-Promotormethylierung von einer Hinzunahme der Strahlentherapie zur Chemotherapie profitieren.

Sofern eine Radiochemotherapie indiziert ist, wird die Chemotherapie mit Temozolomid konkomitant zur hypofraktionierten Radiotherapie, also 21 Tage, gegeben. Anschließend erfolgen sechs Zyklen einer Chemotherapie mit Temozolomid in der Dosierung von 150 mg/m² KOF (1. Zyklus) bis 200 mg/m² KOF (2. bis 6. Zyklus) unter regelmäßigen zwei- bis dreimonatigen MRT-Verlaufskontrollen [9]. Die Dosis der Chemotherapie ist nach den gleichen Kriterien in Anlehnung an die CTCAE-Grade anzupassen wie bei jüngeren Patienten (☞ auch Kap. 4.3.1. "Nebenwirkungen der systemischen Therapie und Dosismodifikation").

Bei einem Karnofsky-Index von <50 sollten eine *Best Supportive Care*-Strategie und eher keine tumorspezifische Therapie diskutiert werden. Sollte der Patientenzustand sehr gut sein, kann im Einzelfall auch bei älteren Patienten eine Therapie nach dem CeTeG-Schema in Betracht gezogen werden.

4.4. TTFields

Tumor Treating Fields (TTFields) sind elektrische Wechselfelder spezifischer Frequenz und stellen die vierte Therapiesäule zur Behandlung des neudiagnostizierten Glioblastoms dar.

Bitte beachten: Durch die Revision der WHO-Klassifkation in 2021 ist diese Therapie auch für Astrozytome ZNS WHO Grad 4 vorgesehen, die sich zumindest als IDH-mutierte Glioblastome (analog der WHO-Klassifikation 2016) in der EF-14 Studienpopulation (s.u.) befanden. In der aktuellen WHO-Klassifikation gibt es keine IDH-mutierten Glioblastome mehr, diese werden als Astrozytome ZNS WHO Grad 4 geführt. Die Diagnose eines Glioblastoms erfordert u.a. einen IDH-Wildtypstatus. Die Datenlage ist jedoch für die aus heutiger Sicht klassischen Glioblastome (IDH-Wildtypstatus) am belastbarsten. Die Therapie von weiteren ZNS WHO Grad 4 Tumoren, wie z.B. dem seltenen diffusen Mittelliniengliom, H3 K27 alteriert, ist individuell zu diskutieren. Sicher erstattungsfähig ist die TTFields-Therapie bei

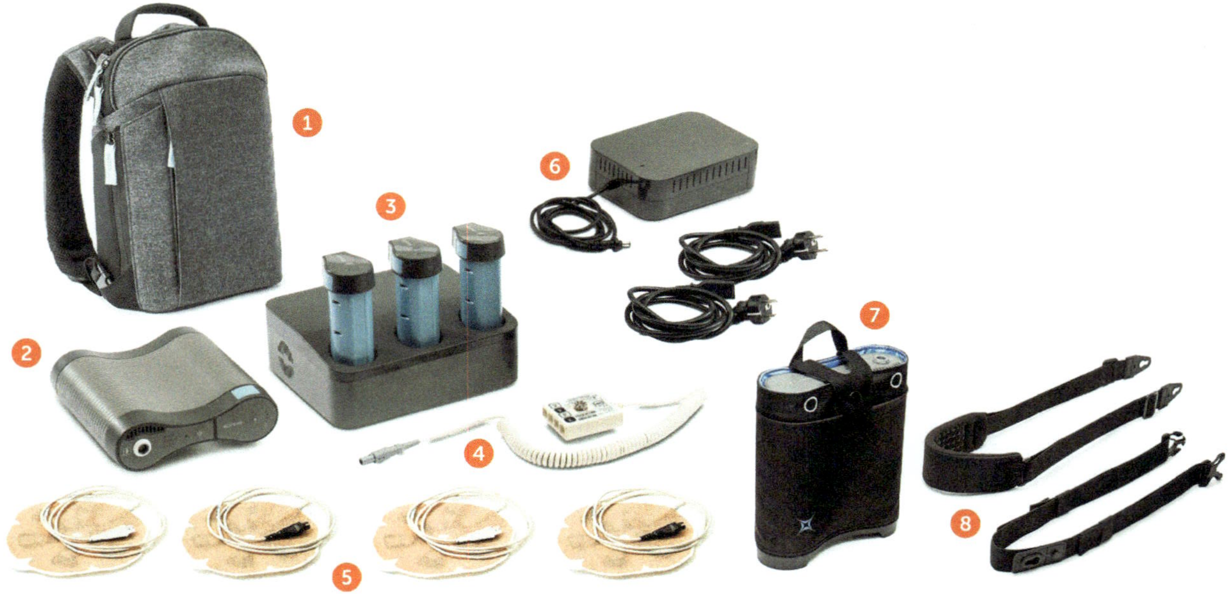

Abb. 4.2: Das Optune Gio® Startpaket besteht aus allen notwendigen Komponenten zur Therapie mit Tumor Treating Fields (TTFields). TTFields sind eine ambulante Therapie. Um einen reibungslosen Therapiestart zu ermöglichen werden den Patienten alle Bestandteile zur Therapie bereitgestellt und durch Anwendungsspezialisten der Herstellerfirma erläutert. Der Therapiestart erfolgt in der Regel bei den Patienten zu Hause. Die Nutzung von entsprechenden Akkus ermöglicht eine mobile Anwendung der Therapie. Nachts oder stationär kann ein Netzteil genutzt werden. Die Arrays, über die die elektrischen Wechselfelder appliziert werden sind Einwegprodukte und werden in ausreichender Menge bereitgestellt.

1. Rucksack; **2.** Therapiegerät; **3.** Akkus und Ladegerät; **4.** Anschlusskabel; **5.** Arrays; **6.** Netzteil; **7.** Tasche; **8.** Schulter- und Hüftgurt. [Optune Gio® Benutzerhandbuch QSD-EUUM-005 EU (DE) Rev02.0, manuals.novocure.eu/]
Die Abbildung wurde freundlicherweise von Novocure® bereitgestellt. Novocure bleibt Urheber und Besitzer der Rechte dieser Abbildung.

einem neu diagnostizierten Glioblastom in mehreren Ländern in Europa unter Einhaltung bestimmter Voraussetzungen, unter anderem in Deutschland, Österreich und der Schweiz.

4.4.1. Historie

Die Forschung an TTFields erstreckte sich über mehrere Jahrzehnte und führte zu einem innovativen Ansatz für die Tumorbehandlung [35]. Die grundlegenden Arbeiten zu TTFields gehen auf Prof. Yoram Palti zurück. In den frühen 2000er Jahren begann Prof. Palti mit der Erforschung von elektrischen Feldern zur Inhibierung der Proliferation von Tumorzellen [36]. Seine neuartige Hypothese basierte auf der Möglichkeit, den Teilungsprozess von Tumorzellen durch kontrollierte elektrische Felder zu behindern und so das Tumorwachstum zu hemmen. Die ersten Experimente von Prof. Palti an Zelllinien verschiedener Entitäten erbrachten vielversprechende Ergebnisse und lieferten den ersten Beweis dafür, dass elektrische Felder tatsächlich einen detektierbaren Einfluss auf das Verhalten von Tumorzellen haben können [36]. Auch im *in vivo*-Modell konnte gezeigt werden, dass durch TTFields, die durch intradermal neben dem Tumor implantierte und vollständig isolierte Drähte erzeugt wurden, signifikant das Tumorwachstum beeinflusst werden kann [36]. Diese Ergebnisse gaben den Anstoß zu weiteren Untersuchungen über den Wirkmechanismus von TTFields und die potentiellen therapeutischen Anwendungen beim Menschen. Da Gliomzellen ein sehr gutes Ansprechen auf TTFields gezeigt hatten, und das Glioblastom eine Erkrankung mit sehr limitierten Therapieoptionen und schlechter Prognose war, und leider noch immer ist, wurde hier die Forschung intensiviert [36, 37]. Eine Herausforderung stellte zunächst die Frage dar, wie die elektrischen Felder am Kopf appliziert bzw. eine mobile Therapie ermöglicht werden können. Die ersten klinischen Versuche fanden an zehn Patienten mit einem rezidivierten Glioblastom statt [37]. Hier wurden isolierte Elektrodenarrays in einem Pflaster auf der rasierten Kopfhaut platziert, wobei die Fläche jedes verwendeten Arrays etwa 22,5 cm^2 betrug und Felder mit einer Stärke von 1-2 V/cm erzielt werden konnten [37]. Das elektrische Wechselfeld mit einer Frequenz von 200 kHz wurde über das tragbare, batteriebetriebene NovoTTF-100A-Gerät generiert. Die Anwendung erfolgte kontinuierlich (durchschnittlich 18 h pro Tag) bis zum Krankheitsprogress oder für maximal 18 Monate. Die mediane Zeit bis zum Progress der mit TTFields behandelten Patienten betrug 26,1 Wochen bzw. das mediane Gesamtüberleben (mOS) 62,2 Wochen [37]. Diese Werte waren somit mehr als doppelt so hoch wie die angewendeten Mediane der historischen Kontrollpatienten und deuteten somit auf einen großen Nutzen für die Patienten hin. Zudem zeigte sich die Anwendung von TTFields als sicher, da während der Anwendungszeit von insgesamt 280 Wochen keine behandlungsbedingten schwerwiegenden unerwünschten Ereignisse auftraten und keine signifikanten Veränderungen in der Serumchemie oder im Blutbild festgestellt wurden [37]. Dies war die Basis für weitere klinische Studien in lokal fortgeschrittenen und/oder metastasierten soliden Tumoren, wie die prospektiven Phase-III-Studien im rezidivierten (EF11, NCT00379470) oder neu diagnostizierten Glioblastom (EF14, NCT00916409) [38-41]. Die optimale und individuelle orthogonale Positionierung der vier Arrays, mit dem Ziel eine signifikante TTFields-Intensität in der Zielregion zu erreichen, wurde nun mithilfe einer Software auf Grundlage der postoperativen MRT-Bilder zur Lage des Tumors sowie der Größe und Form des Kopfes des Patienten bestimmt [42]. Die EF11-Studie (TTFields vs. "*physician's choice chemotherapy*" im GBM-Rezidiv) konnte zwar zunächst keine Überlegenheit (= primäres Ziel; aber auch keine Unterlegenheit in den nachgeschalteten Analysen) der TTFields zur Chemotherapie zeigen [39], führte aber zur Genehmigung der Anwendung von TTFields bei Patienten mit einem rezidivierenden Glioblastom durch die US-Zulassungsbehörde FDA (*Food and Drug Administration*) und einer CE-Kennzeichnung.

EF-14-Studie

Allerdings ist insbesondere die EF-14-Studie von entscheidender Bedeutung. Die EF-14-Studie ist seit 2005 eine von nur zwei randomisierten Phase-III-Studien mit Einschluss für jüngere und ältere Patienten, die es beim neudiagnostizierten Glioblastom geschafft haben, bessere Überlebensdaten zu zeigen, als die seit 2005 am häufigsten eingesetzte Routinetherapie mit Temozolomid [43, 44]. Die Studie gilt als Basis zur Zulassung der TTFields-Therapie im Jahre 2015 in den USA zur Behandlung des neudiagnostizierten Glioblastoms. In dieser randomisierten, *open-label*-Studie wurden insgesamt 695 Patienten mit Glioblastom untersucht, deren Tumore reseziert oder biopsiert worden waren und die eine kombinierte Radiochemotherapie mit Temozolomid erhalten hatten. 466 der Patienten erhielten die Therapie Temozolomid plus TTFields, wobei eine Anwendungsdauer von mehr als 18 Stunden pro Tag als Ziel vorgegeben wurde. Therapiert wurde mit TTFields maximal zwei Jahre oder bis zum zweiten Rezidiv der Erkrankung. Das mediane progressionsfreie Überleben betrug 6,7 Monate in der Kohorte mit TTFields und Temozolomid gegenüber 4,0 Monaten in der Kohorte mit Temozolomid ohne TTFields ("Stupp-Schema" als Kontrollarm). Das mediane Gesamtüberleben betrug 20,9 Monate in der Kohorte mit TTFields und Temozolomid gegenüber 16,0 Monaten in der Kohorte mit Temozolomid allein [41]. Für Patienten möglicherweise noch wichtiger sind die (natürlich mit Vorsicht zu interpretierenden) Befunde, dass in der Studie durch die Hinzunahme der TTFields jeder Fünfte vier Jahre oder länger überleben konnte, wobei dies durch die alleinige Temozolomidtherapie nur bei circa jedem 12. bis 13. der Fall war (20 % vs. 8 %). Darüber hinaus fanden sich auch erste Hinweise, dass die Kombination aus TTFields und Temozolomid auch bei den formal chemotherapieresistenten Patienten (MGMT-Promotor unmethyliert) einen Effekt haben könnte. Die Häufigkeit von systemischen unerwünschten Ereignissen war vergleichbar in den Kohorten mit und ohne TTFields und war auf Temozolomid zurückzuführen [41]. Leichte bis mäßige Hauttoxizität unterhalb der Transducer Arrays trat bei 52 % der Patienten auf, die TTFields erhielten. Zu höhergradiger Hauttoxizität kam es jedoch bei nur 2 % [41]. Diese sollten idealerweise früh erkannt werden und können über entsprechende lokale Therapie (z.B. mit kortisonhaltigen Cremes, Hauthygiene-/ pflege oder kurzen Therapiepausen) in der Regel gut behandelt werden [45]. Langzeitdaten der Studie zeigen, dass eine hohe Anwendungsdauer von ≥18 h/Tag möglich ist, nicht durch Alter, Geschlecht oder Stadium der Erkrankung beeinflusst wird und die Lebensqualität (Ausnahme: Hautjucken kann von einigen Patienten als zunehmend unangenehm empfunden werden) zumindest bei den meisten Studienpatienten erhalten blieb [46-49]. Grundsätzlich scheint es einen positiven Zusammenhang zwischen Tragerate (*usage*) und Überleben zu geben [49]. Kritikpunkte der Studie sind unter anderem die fehlende Placebokontrolle, die allerdings bei vielen neuroonkologischen Studien fehlt, und der nicht balancierte Einfluss durch die engmaschige technische Betreuung von Patienten im TTFields-Arm.

4.4.2. Dosis-Wirkungs-Beziehung in der EF-14-Studie

In einer *post-hoc*-Analyse zur EF-14-Studie wurden MRT-Progressionsmuster von 252 Patienten analysiert und die TTFields-Dosisverteilung im Modell berechnet. Interessanterweise konnte gezeigt werden, dass in den peritumoralen Arealen, in denen sich kein Progress zeigte, als auch den Regionen mit einem bildgebendem Tumoransprechen, eine deutlich höhere TTFields-Dosis nachweisbar war als in den Tumorprogressionsarealen. In dieser Analyse fanden sich somit Hinweise für eine direkte Korrelation zwischen der TTFields-Dosisverteilung und dem Tumoransprechen als weiteren Beleg für eine therapeutische Aktivität von TTFields. Im Falle einer Tumorprogression sollte daher die Positionierung der Arrays und somit das Array-Layout hinsichtlich einer optimalen TTFields-Dosisverteilung überprüft werden [50].

4.4.3. Wirkmechanismus

Wie können TTFields die Proliferation von Tumorzellen oder auch andere zelluläre Prozesse beeinflussen? Die therapeutische Wirkung von TTFields wird mit einer Vielzahl von intrazellulären Mechanismen in Verbindung gebracht, für die immer mehr Evidenz generiert wird. Dies ist nicht überraschend, wenn man bedenkt, dass es in den Zellen eine große Anzahl geladener und polarisierbarer Moleküle (somit mit einem Plus- und einem Minuspol) gibt, auf die TTFields durch ein sich ständiges Wechseln von Plus- und Minuspol biophysikalische Kräfte ausüben können [35]. Generell ist anzumerken, dass die jeweilige Frequenz der TTFields nach derzeitigem Kenntnisstand entscheidend ist und sich je nach Tumorzellart unterscheidet. Zudem haben TTFields keinen Einfluss auf gesunde bzw. normale Zellen, da sich diese hinsichtlich ihrer physiko-chemischen Eigenschaften von Tumorzellen stark unterscheiden [36, 37].

Im Folgenden soll auf einige biophysikalische und biologische Effekte von TTFields eingegangen werden.

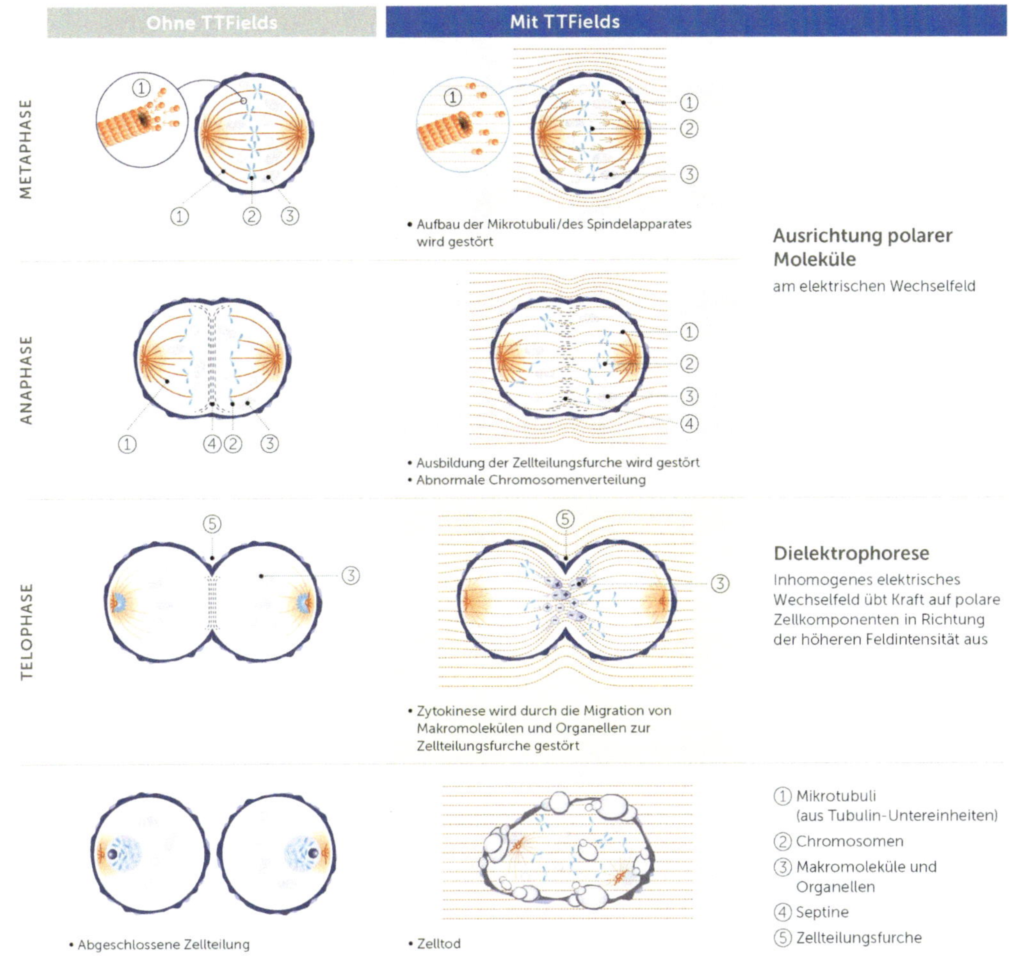

Abb. 4.3: Tumor Treating Fields (TTFields) stören die Tumorzellteilung und führen zur Apoptose. Der mitotische Spindelapparat bildet sich aus Einzeleinheiten von Mikrotubuli (Tubulin-Polymere), welche auf Grund ihres Dipolmomentes durch TTFields beeinflusst werden. Auf diese Weise wird die Polymerisation gestört und die Mitose unterbunden. Als Folge des gestörten Spindelapparats kommt es in einer späteren Phase auch zu einer abnormalen Chromosomentrennung. Dieser Effekt wirkt ebenso auf Septinkomplexe, was zu einer verlängerten Dauer der Mitose sowie morphologischen Veränderungen in der Zellmembran führt. Hierdurch kommt es zum apoptotischen Zelltod. Kommt es während der Zellteilung zur Ausbildung der Zellteilungsfurche ("Sanduhr-Struktur") führt diese Form mit den elektrischen Feldern zur Dielektrophorese, wobei die Feldstärke an der Zellteilungsfurche intensiviert wird und geladene und/oder dipolare Moleküle akkumulieren. Wenn es nun zur Zellteilung kommt, werden Organellen und andere Moleküle ungleich verteilt wodurch die Apoptose eingeleitet wird [36, 37, 51, 52].

Definitionen: Polares Molekül: Molekül mit ungleichmäßig verteilten positiven und negativen Ladungsschwerpunkten; Elektrisches Wechselfeld: Physikalisches Feld, das eine Kraft auf elektrische Ladungen ausübt; Tubulin: Polares Molekül, das in Dimeren auftreten kann und zu den Mikrotubuli des mitotischen Spindelapparates polymerisiert; Septin: Polares Molekül, das an der Bildung der mitotischen Zellteilungsfurche beteiligt ist.

Die Abbildung wurde freundlicherweise von Novocure® bereitgestellt. Novocure bleibt Urheber und Besitzer der Rechte der Abbildung.

4.4.4. Antimitotische Wirkungen von TTFields

Die antimitotische Wirkung von TTFields wird auch als der Hauptmechanismus beschrieben und wurde tiefgreifend untersucht. Vor der Chromosomensegregation richten sich die Chromosomen an der Äquatorialebene aus. Die Schwesterchromatiden werden getrennt und von der mitotischen Spindel an die gegenüberliegenden Pole der Zelle gezogen. Die mitotische Spindel wird aus einer Anordnung von Mikrotubuli (Tubulin-Polymere) gebildet, wobei jede Tubulin-Untereinheit ein relativ hohes Dipolmoment aufweist [35, 51]. Vereinfacht formuliert resultiert das Dipolmoment aus der Tatsache, dass ein Molekül an unterschiedlichen Orten eine elektrische Ladung unterschiedlichen Vorzeichens besitzt. Werden die Zellen nun den TTFields ausgesetzt, so richten sich die Tubulin-Dimere nach dem elektrischen Feld aus, was den normalen Mikrotubuli Polymerisations- und Depolymerisationsprozess während der Mitose stört. Dies wiederum führt zu einer abnormen Spindelbildung, die zu einem mehrstündigen Stillstand der Zelle in der Mitose und schließlich zur Apoptose führen kann [35, 51]. Wie Tubulin werden während der Zytokinese auch mitotische Septinkomplexe als weitere Bestandteile des Zellskeletts in ihrer Funktion gestört. Werden die Septinkomplexe nicht angemessen lokalisiert, führt dies zu einer verlängerten Dauer der Mitose sowie morphologischen Veränderungen in der Zellmembran, die für den postmitotischen apoptotischen Zelltod charakteristisch sind [37, 52]. Während das elektrische Feld in sich nicht replizierenden Zellen zwar homogen ist, ist es in sich teilenden Zellen jedoch aufgrund der ausgebildeten Zellteilungsfurche ("Sanduhr-Struktur") heterogen. Durch diese Form entsteht eine intensivierte Feldstärke der elektrischen Felder an der Zellteilungsfurche, die Kräfte erzeugt (Dielektrophorese), wodurch sich geladene und/oder dipolare Moleküle akkumulieren und bei der Zellteilung ungleich verteilt werden, wodurch ebenso die Apoptose eingeleitet wird [37]. Dielektrophorese bezeichnet dabei die Bewegung von Teilchen durch ein Medium als Reaktion auf ein ungleichmäßiges elektrisches Feld [53].

4.4.5. Auswirkungen der TTFields auf die *DNA Damage Response*

Verschiedenste Studien fanden Hinweise, dass TTFields Gliomzelllinien für eine Strahlentherapie sensibilisieren, da die Exposition gegenüber TTFields im Rahmen einer Strahlentherapie die Reparatur von strahleninduzierten DNA-Schäden verzögert [54, 55]. Darüber hinaus war die Zellüberlebensrate bei nicht-kleinzelligen Lungenkarzinomzellen (NSCLC), die mit TTFields vor bzw. nach Strahlentherapie behandelt wurden, deutlich vermindert [55]. Es wurde beschrieben, dass es zu einer Herunterregulierung der BRCA1-Signalübertragung kommt, was zu einer verminderten Fähigkeit zur Reparatur von DNA-Doppelstrangbrüchen führt [55]. Diese Ergebnisse könnten Auswirkungen auf den Zeitpunkt der Therapie mit TTFields in zukünftigen präklinischen und klinischen Studien haben, wobei die Anwendung von TTFields vor oder unmittelbar nach der Strahlentherapie gegebenenfalls die therapeutische Wirksamkeit optimieren könnte.

4.4.6. TTFields unterdrücken die Migration von Tumorzellen

Glioblastomzellen sind lokal invasive Tumore und die ausgedehnte Migration sowie Infiltration der Gliomzellen in gesundes Hirngewebe tragen zur Therapieresistenz sowie schlechten Behandlungsergebnissen bei. Studien zeigten, dass die Anwendung der TTFields-Therapie bei Glioblastomzellen die Migration und Invasion deutlich reduzieren kann [56, 57]. Interessanterweise deuteten die Untersuchungen daraufhin, dass der anti-infiltrative Effekt von TTFields durch die Herunterregulierung der NF-κB-, MAPK- und PI3K/AKT-Signalwege in Gliomzellen vermittelt wird, die die Transkriptionsregulation der Matrix-Metalloproteinasen (MMP)2 und MMP9 modulieren. Zudem wurde nachgewiesen, dass TTFields die Expression des vaskulären endothelialen Wachstumsfaktors (VEGF) und des Hypoxie-induzierbaren Faktors (HIF)-1α reduzieren und so die Vaskularisation vermindern [57].

4.4.7. TTFields und die angeborene Immunität

Makrophagen besitzen eine zentrale Rolle bei der Steuerung der Immunreaktionen [58]. Sie stellen eine dominierende infiltrierende Immunzellpopulation im Glioblastom dar [59]. M1-Makrophagen gelten als pro-inflammatorisch und sezernieren pro-inflammatorische Zytokine wie Interleukin-1β (IL-1β), IL-12 sowie Tumor-Nekrose-Faktor-α (TNF-α), um eine Immunreaktion einzuleiten [58]. M2-Makrophagen sind dagegen an der Beendigung dieser entzündlichen Reaktion beteiligt und setzen entzündungshemmende Zytokine wie IL-10 und den transformierenden Wachstumsfaktor-β (TGF-β) frei [60, 61]. Es konnte gezeigt werden, dass die mRNA-Expressionswerte von IL-1β und TNF-α in RAW 264.7-Mausmakrophagenzellen nach Behandlung mit TTFields-Behandlung vermehrt waren [62]. *Reactive oxygen species* (ROS), die unter anderem als sekundäre Botenstoffe fungieren, werden ebenso von Makrophagen produziert und aktivieren sowohl NF-κB- als auch MAPK-Signalwege [61]. RAW 264.7-Zellen zeigten nach TTFields-Behandlung ein deutliches Ansteigen von ROS-Spiegeln [62]. Diese Daten lassen vermuten, dass TTFields eine anti-tumorgene Wirkung über die Regulierung der NF-κB- und MAPK-Signalwege haben kann. Die Regulation dieser Signalwege könnte eventuell dazu beitragen, dass Glioblastomzellen besser vom Immunsystem erkannt und bekämpft werden können, sodass man dem beim Glioblastom beschriebenen Phänomen des "*immune escape*" möglicherweise entgegenwirken kann [63].

4.4.8. TTFields verstärken den immunogenen Zelltod

Kirson et al. zeigten bei einem Kaninchenmodell für metastasierende Tumore, bei dem VX-2-Zellen (Plattenepithelkarzinome) in der Nierenkapsel implantiert waren, dass die Anwendung der TTFields-Therapie Fernmetastasierung in die Lunge signifikant reduzieren konnte und eine vermehrte Infiltration von Immunzellen nachweisbar war [64]. Da die Lunge nicht direkt behandelt wurde, kann daraus abgeleitet werden, dass der beobachtete Effekt höchstwahrscheinlich durch das Immunsystem vermittelt ist. Übereinstimmend mit dieser Annahme konnte eine signifikante Infiltration von CD45+-T-Zellen, CD4+-T-Helferzellen sowie CD8+-zytotoxischen T-Zellen im Lungengewebe der behandelten Kaninchen detektiert werden, was den Effekt von TTFields auf die antitumorale Immunantwort untermauerte [64]. Dass TTFields einen immunogenen Zelltod auslösen können, zeigten Voloshin et al. [65]. Wurden Tumorzellen TTFields ausgesetzt, so führte dies zur Expression des Chaperones Calreticulin auf der Zelloberfläche sowie zur Sekretion der schadens-assoziierten molekularen Marker Adenosin-Triphosphat (ATP) und High-Mobility-Group-Box-Protein 1 (HMGB1), was als Marker für einen immunogenen Tod von Tumorzellen gilt [65]. Zudem zeigten Untersuchungen, dass insbesondere die Kombination von TTFields mit einem Immun-Checkpoint-Inhibitor des programmierten Zelltodproteins 1 (PD-1) zu einem verminderten Tumorwachstum bei Mäusen mit induzierten Lungentumoren führen kann [65]. PD-1 funktioniert normalerweise, indem es die Aktivierung von T-Zellen unterbricht, um so eine Überaktivierung des Immunsystems zu verhindern. Tumorzellen können jedoch diesen Mechanismus ausnutzen, um so dem durch das Immunsystem vermittelten Zelltod zu entgehen [66]. Immun-Checkpoint-Inhibitoren wie Anti-PD-1 (Pembrolizumab/Keytruda, Merck/MSD) ermöglichen es den T-Zellen daher, Tumorzellen wieder zu erkennen und abzutöten. Die klinische Studie "2-THE-TOP" zeigte vielversprechende erste Daten, dass die Dreifachkombination von Temozolomid, Pembrolizumab und TTFields sicher beim Glioblastom anzuwenden ist und möglicherweise das mediane progressionsfreie Überleben (mPFS 12,0 Monate vs. 5,8 Monate, HR = 0,466, p = 0,007) und das mediane Gesamtüberleben (mOS 24,8 Monate vs. 14,7 Monate, HR = 0,388, p = 0,039) der Patienten signifikant verlängern kann [67]. Als Kontrollen wurden im Nachhinein sogenannte "*case-matched controls*" (fallgleiche Kontrollen) eingesetzt, sodass die Daten natürlich noch zurückhaltend interpretiert werden müssen.

Im Folgenden sollen weitere klinische Studien mit TTFields erläutert und ein kurzer Ausblick gegeben werden.

4.4.9. Ausblick TTFields

Die derzeitige Datenlage führte zu einer FDA-Zulassung und einer europäischen CE-Kennzeichnung für Optune Gio® für die Indikationen neu diagnostiziertes und rezidivierendes Glioblastom sowie beim Mesotheliom. Die CE-Kennzeichnung ist aber kein Wirksamkeitsnachweis, sondern ein Hinweis darauf, dass ein Produkt vom Hersteller geprüft wurde und dass es alle EU-weiten Anforderungen an Sicherheit, Gesundheitsschutz und Umweltschutz erfüllt. In Deutschland ist allerdings der Einsatz von TTFields beim neu diagnostizierten Glioblastom nach Radiochemotherapie zusätzlich zur Standard-Chemotherapie bis zum zweiten Rezidiv erstattungsfähig. Derzeit sind ca. 20 registrierte klinische Studien zur Bewertung von TTFields aktiv (https://clinicaltrials.gov, Abruf am 02.10.2024).

Glioblastom

Basierend auf den vielversprechenden Daten der 2-THE-TOP-Studie (☞ auch Kap. 4.4.8. "TTFields verstärken den immunogenen Zelltod") ist nun eine randomisierte Folgestudie geplant (EF-41/Keynote D58) [68]. In dieser doppelblinden, placebokontrollierten Studie sollen TTFields in Kombination mit Pembrolizumab und einer Erhaltungstherapie mit Temozolomid im Vergleich zu TTFields zusammen mit Placebo und einer Erhaltungstherapie mit Temozolomid zur Behandlung erwachsener Patienten mit neu diagnostiziertem Glioblastom untersucht werden [68].

Da präklinisch gezeigt werden konnte, dass TTFields die DNA-Reparatur nach strahleninduzierten DNA Schäden verzögert bzw. einschränkt, resultierten hieraus klinische Studien, die den synergistischen Effekt von TTFields und Strahlentherapie im Glioblastom untersuchten.

Die PriCoTTF-Studie ist eine prospektive, multizentrische Phase-I/II-Studie. Nach Tumorresektion und Wundheilung wurde die TTFields-Therapie bei erwachsenen Patienten mit neu diagnostiziertem Glioblastom eingeleitet. Die TTFields-Therapie wurde während der Radiochemotherapie und der adjuvanten Chemotherapie fortgesetzt. Während der Strahlentherapie verblieben die Arrays auf der Kopfhaut der Patienten. In zwei Behandlungsarmen mit insgesamt 33 Teilnehmern erhielten die Patienten eine normofraktionierte oder eine hypofraktionierte Strahlentherapie. Die Studie erreichte das Studienziel und die Ergebnisse zeigen, dass eine Anwendung von TTFields parallel zur Strahlentherapie sicher anwendbar ist und keine vermehrten Hauttoxizitäten auftreten [69]. Basierend auf dieser Studie wurde die EF-32 TRIDENT-Studie (NCT04471844) initiiert [70]. In diese randomisierte *Open-Label*-Studie wurden 950 Probanden mit neu diagnostiziertem Glioblastom eingeschlossen, um die Wirksamkeit des konkomitanten Einsatzes von TTFields zur Strahlentherapie zu untersuchen. Probanden erhalten TTFields zusammen mit Strahlentherapie und Temozolomid, gefolgt von einer Temozolomid-Erhaltungsbehandlung und TTFields. Im Kontrollarm erhalten die Probanden eine Strahlentherapie und Temozolomid allein, gefolgt von der Erhaltungs-Temozolomid-Behandlung mit TTFields. Finale Studienergebnisse werden im August 2026 erwartet.

Neben interventionellen Studien wurden bzw. werden auch nicht-interventionelle Studien zu TTFields durchgeführt, um den Einfluss auf die Lebensqualität der Patienten mit Glioblastom zu untersuchen. In der TIGER-Studie (TTFields In GErmany in Routine Clinical Care, NCT03258021) wurden 710 Patienten eingeschlossen und der Einsatz von TTFields in der klinischen Routineversorgung mit Schwerpunkt auf die gesundheitsbezogene Lebensqualität (HRQoL) innerhalb von vier Monaten nach Therapiebeginn, die Therapiecompliance sowie die Therapiedauer untersucht. Erste Ergebnisse zeigen, dass die HRQoL sich während der TTFields-Therapie mit Ausnahme der juckenden Haut nicht verschlechterte und vergleichbar mit den Ergebnissen der EF-14-Studie war [71]. Darüber hinaus zeigen sich Überlebensdaten, die in etwa mit den EF-14-Daten vergleichbar sind, sowie ermutigende Langzeitüberlebensdaten bei allerdings noch nicht ganz "reifem" Datensatz [72]. Die TIGER PRO-Active-Studie (NCT04717739) untersuchte den Einfluss von TTFields auf die tägliche Aktivität, das Schlafverhalten sowie die neurokognitiven Funktionen bei Patienten mit neu diagnostiziertem Glioblastom und beinhaltet als innovativen Ansatz die Verwendung von Apps auf den Endgeräten der Patienten zur Erfassung der Aktivität (Schrittzähler) und des Schlafs (Schlafapp) [73].

4.4.10. Exkurs: TTFields bei anderen Entitäten

Klinische Studien zur Bewertung der Wirksamkeit von TTFields reichen von Hirnmetastasen des NSCLC (*Non-small cell lung cancer*) bis hin zu anderen extrakraniellen Tumorerkrankungen einschließlich dem Mesotheliom (NCT02397928), dem NSCLC (NCT00749346), dem Pankreaskarzinom (NCT03377491), dem Ovarialkarzinom

(NCT03940196), dem hepatozellulären Karzinom (NCT03606590) und dem Magenkarzinom (NCT04281576).

Die METIS-Studie (NCT02831959) ist eine randomisierte Zulassungsstudie, die die Wirksamkeit und Sicherheit von TTFields bei Patienten mit einer bis zehn neu diagnostizierten Hirnmetastasen infolge eines NSCLC nach stereotaktischer Bestrahlung gegenüber einer supportiven Therapie untersucht. Die Studie basiert auf einer Pilotstudie (NCT01755624), bei der Patienten mit einer bis fünf Hirnmetastasen des NSCLC untersucht wurden und die Anwendung von TTFields sicher durchführbar war [74, 75]. METIS hat den primären Endpunkt erreicht und eine statistisch signifikante Verlängerung der Zeit bis zur intrakraniellen Progression bei Patienten mit Hirnmetastasen von NSCLC gezeigt (Veröffentlichung der finalen Daten ist noch ausstehend) [76].

Extrakraniell führte die STELLAR-Studie (NCT02397928) zur Zulassung von TTFields bei der Behandlung des Mesothelioms. An der Studie nahmen 80 Patienten mit inoperablem, zuvor unbehandeltem malignem Pleuramesotheliom teil und erhielten TTFields zusammen mit Pemetrexed und Cisplatin oder Carboplatin [77]. Das mediane Gesamtüberleben in der TTFields-Kohorte lag bei 18,2 Monaten und war signifikant länger als in der historischen Vergleichsgruppe mit 12,1 Monaten [77, 78]. Als weiteren Erfolg in der Behandlung thorakaler Neoplasien zeigte die Phase-III-Studie LUNAR (NCT02973789) eine statistisch signifikante und klinisch bedeutsame Verlängerung der Gesamtüberlebenszeit für Patienten mit metastasiertem NSCLC nach platinbasierten Therapien. Insbesondere die Subgruppe der Patienten, die Immun-Checkpoint-Inhibitoren (ICI) parallel erhielten, zeigte einen deutlichen Vorteil der TTFields-Therapie für das Gesamtüberleben. Patienten, die randomisiert eine TTFields-Therapie und einen ICI nach Wahl des Arztes erhielten, wiesen ein medianes Gesamtüberleben von 18,5 Monaten gegenüber 10,8 Monaten bei Patienten auf, die nur mit ICIs behandelt wurden (p=0,03) [79].

Die INNOVATE-3-Studie, die den Einsatz von TTFields beim Platin-resistenten Ovarialkarzinom untersuchte, erreichte allerdings den primären Endpunkt des verbesserten Gesamtüberlebens nicht [80].

Eine weitere Studie, bei der die Ergebnisse mit Spannung erwartet werden, ist die PANOVA-3-Studie (NCT03377491), bei der die Wirksamkeit von TTFields gemeinsam mit Gemcitabin und nab-Paclitaxel zur Erstlinienbehandlung des lokal fortgeschrittenen Adenokarzinoms der Bauchspeicheldrüse untersucht wird. In einer Pilotstudie wurden 40 Patienten eingeschlossen, wobei die gemeinsame Anwendung gut vertragen wurde. Patienten die mit TTFields plus Gemcitabin behandelt wurden, hatten ein medianes progressionsfreies Überleben von 8,3 Monaten und ein medianes Gesamtüberleben von 14,9 Monaten [81]. Finale Ergebnisse der PANOVA-3-Studie standen bei der Fertigstellung dieses Buches noch aus. Kurz vor Fertigstellung wurde allerdings in einer Pressemitteilung bekanntgegeben, dass "die zulassungsrelevante Phase-3-Studie PANOVA-3 ihren primären Endpunkt erreicht hat und eine statistisch signifikante Verbesserung des medianen Gesamtüberlebens (mOS) gegenüber der Kontrollgruppe aufweist."

Somit werden zusammenfassend in der nächsten Zeit weitere neue Ergebnisse zur Behandlung von schwerwiegenden onkologischen Erkrankungen mit TTFields erwartet.

4.5. Supportivtherapie

Unter Supportivtherapie versteht man alle Maßnahmen, die der Linderung von Leid und Defiziten, die durch den Tumor und dessen Behandlung entstehen, dienen und nicht die eigentliche Ursache behandeln. Dazu kann man im weiteren Sinne medikamentöse Therapien (z.B. Antiemese, Kortison, Bevacizumab, Anfallssuppressiva, Cannabinoide, antispastische Therapie etc.) und nicht-medikamentöse Therapien (z.B. Psychotherapie, Physiotherapie, Ergotherapie, Logopädie etc.) zählen.

4.5.1. Peritumorales Ödem / Kortison

Kortison, insbesondere Dexamethason, ist ein häufig eingesetztes Medikament, um das vasogene Ödem mit dem damit verbundenen Anstieg des intrakraniellen Drucks (ICP) beim Glioblastom und anderen höhergradigen Hirntumoren zu behandeln. Vorteile des Dexamethasons sind seine geringe mineralokortikoide Wirkung, die lange Halbwertszeit und die hohe Potenz. Kortison sollte nicht bei allen Patienten angewendet werden, sondern nur bei denen, die einen therapeutischen Bedarf aufgrund eines Hirnödems mit entsprechenden neurologischen Ausfällen haben [82]. Diese Empfehlung beruht insbesondere auf den Nebenwirkungen, die Patienten unter Dexamethasoneinnahme erfahren. Darunter gehören insbesondere Schlafstörungen, Appetitsteigerung, Blutzuckerentgleisungen, Gewichtszunahme und Muskelschwäche [82, 83]. Die Nebenwirkungen der Dexamethasontherapie korrelieren mit der Dosis und der Dauer der Anwendung [83, 84]. Auch eine niedrige Albuminkonzentration im Serum scheint aufgrund der geringen Plasmaeiweißbindung von Dexamethason zu höheren Nebenwirkungsraten zu führen [85]. Die optimale Dosis von Dexamethason variiert je nach Patient und therapeutischem Bedarf. Vecht et al. verglichen bei Patienten mit Hirnmetastasen eine Tagesdosis von 4 mg, 8 mg und 16 mg Dexamethason. Dabei wurde bei höheren Dosierungen zwar eine höhere Nebenwirkungsrate, aber kein besserer Nutzen im Bezug auf den Karnofsky-Index (KPS) beschrieben, wenn nicht direkt eine Herniation droht, bei der auch höhere Dosierungen (z.B. einmalige Gabe von 40 mg Dexamethason intravenös, gefolgt von zum Beispiel 8 mg per os einmal täglich) notwendig sein können [86]. Je nach Bedarf kann die Dosis von Dexamethason gesteigert werden. So kann zum Beispiel mit 4 mg bis 8 mg per os gestartet und die Dosis bei Bedarf bis auf 16 mg täglich gesteigert werden [87]. Nach Gabe von Dexamethason verbessert sich die Symptomatik in der Regel innerhalb von 48 Stunden [88]. Eine einmalige Gabe am Tag ist aufgrund der langen Halbwertszeit von 36 Stunden ausreichend [20]. Dexamethason sollte dann je nach Möglichkeit nach gezieltem Einsatz auch wieder zeitnah, aber langsam (je nach Dauer der Behandlung), ausgeschlichen werden. Dazu gibt es verschiedene Modelle. Bei einer Dosis von 16 mg kann die Dosis zunächst auf 8 mg reduziert werden. Anschließend erfolgt alle sieben Tage eine Halbierung der Dosis. Ist der Patient bei 1 mg Dexamethason pro Tag angekommen, kann es nach sieben Tagen komplett abgesetzt werden. Bei einem nur wenige Tage andauernden Einsatz von Dexamethason muss in der Regel nicht ausgeschlichen werden. Auf klinische Zeichen einer Nebennierenrindeninsuffizienz (z.B. Dehydratation, Adynamie, Vigilanzminderung, Erbrechen oder Pseudoperitonitis) ist jederzeit zu achten [35]. 82 es beim Ausschleichen oder nach Absetzen von Dexamethason zu einer Zunahme bestehender oder neuen neurologischen Symptomen kommen, muss eine Aufdosierung erneut diskutiert werden. Symptomatisch zur Senkung des Hirndrucks kann auch der Einsatz von neueren Substanzen wie beispielsweise Bevacizumab diskutiert werden, für dessen Einsatz jedoch beim Glioblastom unabhängig von der Indikation zuvor ein Kostenübernahmeantrag bei der jeweiligen Krankenkasse gestellt werden muss. Der Einsatz von Bevacizumab zur Behandlung eines Ödems zum Beispiel im Rahmen einer Strahlennekrose ist zwar bereits etabliert, dennoch sollte auch hier die Kostenübernahme durch die Krankenkasse formal beantragt werden. Der Vorteil von Bevacizumab liegt insbesondere in der kortisoneinsparenden Funktion (☞ auch unter Kap. 5. "Therapie im Rezidivfall / bei Tumorprogress") [89]. Unter Umständen kann es bei einem massiven Ödem ganz selten einmal notwendig sein, mit intravenöser Gabe von Mannitol 20 %, dreimal 125 ml pro Tag, zu behandeln. Die Diurese kann durch Furosemid gesteigert werden. Dies ist allerdings keine klassische Vorgehensweise bei einem perifokalem Tumorödem.

Hinsichtlich der unterschiedlichen Kortikosteroide wird seit Jahren diskutiert, dass es beim Einsatz sogenannter nicht-fluorierter Kortikosteroide, wie zum Beispiel Prednison oder Prednisolon, im Gegensatz zu fluorierten (z.B. Dexamethason) zu weniger cortisoninduzierten Myopathien kommen soll, sodass grundsätzlich auch eine Bevorzugung dieser Präparate erfolgen kann. Die kortikosteroide Potenz ist jedoch vier- bis fünfmal geringer als bei Dexamethason, weswegen man Prednison bzw. Prednisolon höher dosieren muss.

> Beim Einsatz von Kortikosteroiden gilt grundsätzlich: *"So kurz wie möglich, nur so viel wie nötig!"*

4.5.2. Hirntumor-bedingte Epilepsie / Anfallssuppressiva

Epileptische Anfälle sind bei Hirntumorpatienten ein häufiges Phänomen. Fast die Hälfte der Patienten mit einem Glioblastom erleidet im Verlauf ihrer Erkrankung einen epileptischen Anfall. Bei niedriggradigen Tumoren sind es sogar ca. 85 %

[90, 91]. Epileptische Anfälle schränken nicht nur die Lebensqualität der Patienten ein, sondern bergen bei einer Generalisierung ein Verletzungsrisiko und sind im Falle eines generalisierten Status potentiell lebensgefährlich. Deswegen gilt es, Anfälle beim Vorliegen einer strukturellen Epilepsie beim Glioblastom und anderen Tumorerkrankungen des Gehirns zu vermeiden oder zumindest die Frequenz signifikant zu senken. Eine prophylaktische Therapie ohne stattgehabten Anfall wird auch bei Hirntumoren wie dem Glioblastom nicht empfohlen [20]. Zur Diagnose einer Epilepsie bedarf es zweier unprovozierter Anfälle im Abstand von mindestens 24 Stunden oder einen unprovozierten Anfall mit dem Risiko auf einen erneuten Anfall von mindestens 60 % (analog zum Risiko nach zwei unprovozierten Anfällen) innerhalb von 10 Jahren. Unprovoziert heißt in Abwesenheit eines temporären oder reversiblen, die Anfallsschwelle senkenden und anfallsprovozierenden, Faktors. Provoziert dahingegen wären Anfällen nach einer Gehirnerschütterung, bei Fieber, bei Alkoholentzug etc. Beim Vorliegen eines bösartigen und damit nicht heilbaren Hirntumors liegt in aller Regel bereits nach einem unprovozierten Anfall eine strukturelle Epilepsie vor, sodass die Indikation zu einer anfallssupprimierenden Therapie besteht. Beim Glioblastom ändert auch eine Tumorresektion nichts an dieser Empfehlung.

Bei der Diagnosestellung sind natürlich auch differentialdiagnostische Überlegungen relevant. So sind bei einem epileptischen Anfall meist die Augen geöffnet, die Dauer beträgt ca. 10 bis 180 Sekunden und im Falle eines generalisierten Anfalls kommt es meistens zu einer protrahierten Reorientierungsphase. Synkopen, psychogene Anfälle oder eine Aura bei Migräne sind einige der relevanten Differentialdiagnosen.

Je nach Tumorlage und Tumorentität kann das Risiko, einen epileptischen Anfall zu erleiden, erhöht sein. So gilt eine temporale Lage als Risikofaktor für epileptische Anfälle. Eine Schädigung der grauen Substanz geht mit einem höheren Anfallsrisiko einher als die Schädigung der weißen Substanz. Neben der Behandlung der auslösenden Erkrankung, dem Hirntumor, stehen diverse Anfallssuppressiva zur Therapie einer strukturellen Epilepsie zur Verfügung, von denen manche mehr geeignet zu sein scheinen als andere. Hierbei ist im Hinblick auf die notwendige tumorspezifische Systemtherapie die Unterscheidung zwischen enzyminduzierenden und nicht-enzyminduzierenden Anfallssuppressiva relevant. Nicht-enzyminduzierende Anfallssuppressiva sind eindeutig zu bevorzugen. Enzyminduktion bedeutet in diesem Kontext eine Induktion von Cytochrom-P450-Co-Enzymen. Es kann dabei unter anderem zu Wechselwirkungen mit einigen Chemotherapien kommen. Die klassischen nicht-enzyminduzierenden Anfallssuppressiva sind Levetiracetam, Lacosamid und Brivaracetam. Auch der Enzyminhibitor Valproinsäure wird eingesetzt. Als schwache Induktoren gelten Lamotrigin, Topiramat, Zonisamid und eingeschränkt auch Perampanel.

In der klinischen Routine werden bei Glioblastompatienten häufig folgende, nicht-enzyminduzierende Anfallssuppressiva eingesetzt:

Mittel der ersten Wahl

Insbesondere auch wegen des raschen Wirkungseintritts, der schnellen Aufdosierbarkeit und der Möglichkeit einer oralen, aber auch intravenösen Applikation ist hier **Levetiracetam** Mittel der Wahl. Levetiracetam gibt man in der Regel in einer Tagesdosis von 1500 bis 3000 mg (zwei Einzeldosen). Zieldosis sind in der Regel 2 × 1000 mg. Je nach Wirksamkeit und Verträglichkeit werden hier ggf. aber auch Dosierungen von 2 × 750 mg oder 2 × 1500 mg eingesetzt. Bei niereninsuffizienten und älteren Patienten ist die Dosis anzupassen. Levetiracetam führt gerade in der Anfangsphase häufig zu Müdigkeit und bei älteren Patienten möglicherweise gehäuft zu Aggressionen und einer gesteigerten Reizbarkeit. Auch depressive Verstimmungen können zum Nebenwirkungsprofil gehören.

Mittel der zweiten Wahl

Lacosamid (Tagesdosis 200 bis 400 mg, zwei Tagesdosen). Bei nicht ausreichender Wirkung von Levetiracetam ist eine Kombination mit Lacosamid möglich. Vorab sollte jedoch ein Elektrokardiogramm zum Ausschluss eines AV-Blocks erfolgen.

Gelegentlich kann es auch zum Einsatz von **Lamotrigin** (Tagesdosis 200 bis 400 mg, langsam aufdosieren, z.B. 12,5 mg pro Woche), **Zonisamid** (Tagesdosis 300 bis 500 mg, weniger kognitive Nebenwirkungen als Topiramat; langsame Aufdosierung) oder **Topiramat** (Tagesdosis 50 bis 200 mg, ebenfalls langsame Aufdosierung) kommen.

Auch die **Valproinsäure** kann, obwohl zur Gruppe der Enzyminhibitoren gehörend, im Einzelfall diskutiert werden (mittlere Tagesdosis für Erwachsene 20 mg/kg KG, alle 4 bis 7 Tage ca. 5 mg/kg KG aufdosieren (Beginn mit 5-10 mg/kg KG), bei Retardpräparat (1-)2 Tagesdosen, Spiegelkontrolle sinnvoll). Unter Valproinsäure ist allerdings das Leuko- und Thrombopenierisiko etwas erhöht. Die initiale Vermutung, dass dieses Medikament auch als zusätzliche antitumorale Therapie eingesetzt werden kann (zum Beispiel aufgrund der Histon-Deacetylase-Inhibition) und daraus ein Überlebensvorteil für Glioblastompatienten erreicht werden kann, hat sich leider in den gepoolten Analysen von vier großen Phase-II- bzw. -III-Studien nicht bestätigt [92].

Weniger geeignet sind aufgrund der beschriebenen Enzyminduktion Carbamazepin, wobei Oxcarbazepin etwas weniger enzyminduzierend ist, und Phenytoin [20, 93].

In Sondersituationen, wie beispielsweise bei niereninsuffizienten Patienten, ist die jeweilige Dosis gemäß Fachinformation anzupassen.

Ein interessantes Anfallssuppressivum im Bezug auf Glioblastome könnte möglicherweise auch **Perampanel**, ein AMPA-Antagonist, sein. Es konnte gezeigt werden, dass Glioblastomzellen ein Netzwerk mit neuronalen Zellen bilden. Bei den synaptischen Verbindungen spielen unter anderem Glutamatrezeptoren vom Typ AMPA eine Rolle. Experimentell existieren nun Hinweise, dass eine AMPA-Rezeptorblockade die Gliomprogression hemmen kann [94]. Dieses Konzept wird nun in einer Glioblastomrezidivstudie geprüft (PerSurge (NOA-30): *Phase II trial of perampanel treatment around surgery in patients with progressive glioblastoma*) [95]. Die Kombination von niedrig dosiertem Perampanel (2 bis 4 mg) mit Levetiracetam bei durch eine Monotherapie mit Levetiracetam nicht ausreichend kontrollierten epileptischen Anfällen scheint zudem sicher und effizient zu sein [96]. Eine endgültige Bewertung von Perampanel im Bezug auf den Nutzen beim Glioblastom steht jedoch noch aus.

Bei Behandlung der strukturellen Epilepsie ist, sofern möglich, eine Monotherapie zunächst zu bevorzugen. Sollten Kombinationstherapien notwendig sein, dann empfiehlt es sich Substanzen mit unterschiedlichen Wirkmechanismen zu kombinieren (z.B. Levetiracetam: Bindung an das synaptische Vesikelprotein 2A, SV2A *plus* Lacosamid: Wirkung an spannungsabhängigen Natriumkanälen). Bei pharmakoresistenten Epilepsien, bei der zwei oder mehr gut vertragene Anfallssuppressiva in ausreichender Dosierung nicht zur Anfallsfreiheit geführt haben, kann neben dem Einsatz einer medikamentösen Mehrfachkombination auch die stationäre Abklärung inklusive Video-EEG und stationärer Therapieanpassung notwendig sein.

4.5.3. Chemotherapie-induzierte Übelkeit / Antiemetika

Übelkeit und Erbrechen sind eine der häufigsten Nebenwirkungen von Temozolomid (moderat emetogen) und CCNU (moderat bis hoch emetogen). Sie können die Lebensqualität der Patienten nachhaltig negativ beeinflussen, sind aber gut behandelbar. Daher ist es während dieser Chemotherapie wichtig, eine antiemetische Therapie anzuwenden. Dafür stehen eine Reihe von gut wirksamen Substanzen, sogenannte Antiemetika, zur Verfügung.

Pathogenetisch sind die Vorgänge beim Erbrechen recht komplex. Die beiden Signalwege, die im Zusammenhang mit Serotin und/oder Substanz P stehen, sind recht gut charakterisiert. So kommt es zum einem zur Freisetzung von Serotonin aus den enterochromaffinen Zellen des Dünndarms, zum anderen zur Bindung von Serotonin an die 5-HT3-Rezeptoren der benachbarten afferenten Vagusnerven in der Darmwand und zur Weiterleitung dieser Signale in Richtung dorsaler Hirnstammregionen (Dorsaler Vaguskomplex, Nucleus tractus solitarius, Area postrema). Dort befinden sich eine Reihe von Rezeptoren, die beim Erbrechen eine Rolle spielen (Neurokinin-1/NK1, 5-HT3, Dopamin-2; Andockstellen für: 5-HT, Dopamin, Substanz P). Bei der Auslösung von Erbrechen spielt dann noch eine Signalweitergabe vom dorsalen Vaguskomplex an eine Region, die als "*central pattern generator*" bezeichnet wird (ventraler gelegen, unter anderem Nucleus ambiguus, Atemkerngebiete, dorsaler motorischer Nucleus des Vagus) eine Rolle. Die Area postrema kann vermutlich auch direkt über eine Chemotherapie stimuliert werden. Eine weitere Rolle, insbesondere für das verzögerte Erbrechen, scheint hier unter anderem die zentrale Freisetzung von Substanz P, einem Peptid aus der Gruppe der Neurokinine, und die Bindung an NK1-Rezeptoren im Gehirn zu spielen [97-100].

Aus diesen Erkenntnissen ergeben sich eine Vielzahl von Angriffsmöglichkeiten zur antiemetischen Therapie. Am häufigsten werden 5-HT3-Antagonisten, wie z.B. Granisetron (beispielsweise 2 mg) oder Ondansetron (beispielsweise 4 oder 8 mg), angewendet, wenn Glioblastom-Patienten eine Chemotherapie erhalten sollen. Einen alternativen 5-HT3-Antagonisten stellt Palonosetron (beispielsweise 0,25 mg) dar, das eine effektive, langanhaltende, antiemetische Wirkung unter Temozolomidtherapie hat [101]. 5-HT3-Antagonisten sollten nüchtern 45 bis 60 Minuten vor der Chemotherapie eingenommen werden. Als Nebenwirkungen können eine verlängerte QTc-Zeit und Verstopfung auftreten [102]. Eine dauerhafte Anwendung von 5-HT3-Antagonisten ist daher nicht zu empfehlen. Bei Chemotherapieregimes mit täglicher Einnahme von Chemotherapeutika, zum Beispiel während der konkomitanten Radiochemotherapie, sollte versuchsweise ein Auslassversuch der 5-HT3-Antagonisten erfolgen, wenn unter Antiemese keine Übelkeit auftritt (zum Beispiel nach zwei Wochen). Alternativ kann ein Wechsel mit motilitätsfördernden Antiemetika wie Metoclopramid ausprobiert werden. Bei starker Übelkeit und der Notwendigkeit einer täglichen Gabe von 5-HT3-Antagonisten sollte bei Bedarf ein Laxans wie Macrogol (zum Beispiel Movicol®) eingesetzt werden. Alternative Mittel zur Antiemese stellen Aprepitant (EMEND®, d1 125 mg, d2 und d3 80 mg, individuell und *off-label* bei Bedarf ggf. d4 und d5 80 mg) als Neurokinin-1-Rezeptor-Antagonist oder Alizaprid (Vergentan®, beispielsweise 3 × 50 mg) als Dopaminrezeptor-Antagonist dar [103, 104]. Dexamethason kann auch als Antiemetikum eingesetzt werden, wird aber im Rahmen der AWMF-Leitlinie für Gliome aufgrund des zytoprotektiven Effekts sowie des stabilisierenden Effekts auf die Blut-Hirn-Schranke nicht primär empfohlen [20]. Darüber hinaus spielt als Zweitlinienstrategie zum Beispiel auch das Neuroleptikum Olanzapin (1 × 5 mg, *off-label*) eine Rolle. Gelegentlich werden auch Cannabinoide zur Antiemese diskutiert. Beim sogenannten antizipatorischen Erbrechen kommen Benzodiazepine zum Einsatz.

4.5.4. Cannabinoide

Cannabinoiden wird im Volksmund bei vielen Erkrankungen eine positive Wirkung zugeschrieben. In der medizinischen Fachwelt wird der Einsatz kritisch diskutiert, das Einsatzfeld erweitert sich jedoch zunehmend, da sich einige positive Hinweise aus der jedoch insgesamt schwierigen Datenlage mit meist nur geringer Evidenz ableiten lassen. So werden Cannabinoide zur Behandlung von Schmerzen, Übelkeit, Appetitlosigkeit, Spastik, Epilepsie und immer mehr auch im Rahmen eines individuellen Krebskonzepts diskutiert. Zur Behandlung von Hirntumoren gibt es keine suffiziente Evidenzlage, allerdings jedoch einige interessante grundlagenwissenschaftliche Arbeiten und eine Phase-Ib-Studie, die auf einen antitumoralen Effekt hinweist (siehe weiter unten). Die Datenlage bleibt allerdings unzureichend [105-107].

Die Hanfpflanze beinhaltet viele verschiedene Cannabinoide. Am bekanntesten sind darunter mit Sicherheit das Delta-9-Tetrahydrocannabidiol (THC) und das Cannabidiol (CBD). Der wesentliche Unterschied in beiden Substanzen dürfte darin bestehen, dass THC psychoaktiv wirkt, was bei CBD nicht der Fall ist. Bei schweren Leber- Nieren- oder kardiovaskulären Erkrankungen wird vom Cannabinoidkonsum abgeraten, ebenso bei psychiatrischen Erkrankungen. Insbesondere CBD kann über die CYP-Enzyme mit einigen Medikamenten interagieren [108]. Die Wirkungen von CBD sind jedoch als antispastisch, analgetisch und antiemetisch beschrieben [109-111]. CBD hat gegebenenfalls auch positiven Einfluss auf eine therapierefraktäre Epilepsie bei Gliomen [112] und gewinnt auch bei speziellen kindlichen Epilepsiesyndromen wie dem Lennox-Gastaut-Syndrom an Bedeutung [113].

In einer Phase-Ib-Studie wurde Nabiximol (Sativex®), ein THC- und CBD-haltiges Spray, bei Hirntumorpatienten untersucht. Die Patienten nahmen dabei bis zu zwölf Hübe von dem Spray täglich, was ungefähr je 30 mg CBD und 32,4 mg THC entsprach. In der Studie konnte gezeigt werden, dass die gleichzeitige Einnahme von Nabiximol zusammen mit Temozolomid sicher ist und die Pharmakokinetik von Temozolomid nicht wesentlich beeinträchtigt wird. Es zeigte sich nebenbefundlich in dieser kleinen Kohorte mit insgesamt 27 Patienten zudem, dass in der Patientengruppe, die Nabiximol erhielt, nach einem Jahr deutlich mehr Probanden lebten als in der Placebogruppe. Die Autoren wiesen aber zu Recht darauf hin, dass diese Ergebnisse nicht überzuinterpretieren sind und in größeren Studien bestätigt werden müssten [114]. Nebenwirkungen von Cannabinoiden umfassen je nach Applikationsform unter anderem kardiovaskuläre, respiratorische und psychiatrische Nebenwirkungen [115].

Wichtig für den weiteren Wissenszuwachs im Bezug auf Cannabinoide und Glioblastome sind neben der klinischen Forschung, wie so oft, grundlagenwissenschaftliche bzw. präklinische Erkenntnisse. Eine zuletzt erschienene Arbeit von Volmar et al. hat interessante und in der Fachwelt diskutierte Ergebnisse im Bezug auf den Transkriptionsfaktor NF-κB und CBD hervorgebracht. Der Transkriptionsfaktor NF-κB spielt eine wichtige Rolle in der Tumorprogression, auch beim Glioblastom. Eine Modulation von NF-κB kann wesentliche Signalwege unterbrechen, um eine Tumorprogression zu verhindern. In der Arbeit von Volmar et al. mit Gliomzellen konnte nachgewiesen werden, dass die Funktion von NF-κB durch CBD in eine tumorsuppressorische Wirkung verändert werden kann. Auch, wenn es sich lediglich um eine Arbeit auf zellulärer Ebene handelt, besteht dennoch Hoffnung, dass CBD auch einen positiven Effekt beim Glioblastom im menschlichen Organismus haben kann [116]. Hier sollten klinische Studien anschließen.

Am 10.03.2017 wurden vom Gesetzgeber durch das Gesetz zur Änderung betäubungsmittelrechtlicher und anderer Vorschriften die Möglichkeiten, in Deutschland medizinisches Cannabis zu verschreiben, erweitert. Über eine staatliche Stelle, die Cannabisagentur, wird der Anbau von Cannabis für medizinische Zwecke gesteuert und kontrolliert. Über ein Betäubungsmittelrezept konnten Humanmediziner, jedoch keine Tierärzte bzw. Zahnärzte, im Rahmen gewisser Vorgaben Cannabinoide verschreiben. Mit der Änderung der Gesetzgebung zum 01.04.2024 wurde Cannabis dabei unter anderem aus dem Betäubungsmittelgesetz herausgenommen, sodass auch Dronabinol fortan auf einem normalen Kassenrezept verschrieben werden kann. Medizinisches Cannabis bleibt jedoch weiterhin verschreibungspflichtig. In den allermeisten Fällen ist zur Sicherung der Kostenübernahme jedoch zuvor eine Kostenübernahmebestätigung bei der jeweiligen Krankenkasse des Patienten einzuholen. In diesem dynamischen Bereich sind sicherlich einige Anpassungen in den nächsten Jahren zu erwarten [117].

Vor dem unkritischen Gebrauch von Cannabinoiden benötigt es dringend weitere Studien. Ein Einsatz bei Patienten mit Glioblastom sollte daher zum aktuellen Zeitpunkt nur dann diskutiert werden, wenn ein therapeutischer Bedarf an den symptomatischen Wirkungen von Cannabinoiden (Schmerzen, Ängste, Schlafstörungen etc.) besteht. Nicht jeder Patient kommt für den Einsatz in Frage. Bei vorliegender Kostenübernahme oder in Eigenleistung kann dafür zugänglichen Patienten mit dem entsprechenden Bedarf ein Einsatz jedoch angeboten werden. Ein vorsichtiges Einschleichen der Substanzen und eine individuelle Dosisfindung sind dabei besonders wichtig. Nebenwirkungen sollten engmaschig überwacht werden. Dazu kann zum Beispiel eine systematische Abfrage mittels standarisiertem Fragebogen bei jeder Ausstellung eines neuen Rezepts erfolgen. Bei nicht tolerierbaren Nebenwirkungen trotz Dosisreduktion sollte ein Absetzen bzw. Ausschleichen der Cannabinoide diskutiert werden. Die (System-)Therapie des Tumors sollte durch Nebenwirkungen der Cannabinoide nicht gefährdet werden.

4.5.5. Psychische Störungen / Psychoonkologie und medikamentöse Therapie

Bei Patienten mit Glioblastom findet sich häufig, wie auch bei anderen onkologischen Krankheitsbildern, eine Vielzahl von psychischen Störungen:

- Anpassungsstörungen
- Ängste
- Depressive Reaktionen
- Trauer und Verzweiflung

Nicht selten besteht die Angst vor schwerwiegenden neurologischen und psychischen Behinderungen mit Verlust der persönlichen Integrität und Unabhängigkeit. Darüber hinaus gibt es bei diesen Patienten ein deutlich erhöhtes Risiko für organisch bedingte psychische bzw. psychiatrische Störungen. Dies liegt zum einen an den direkten Effekten des Tumors oder dessen Behandlung mit Betreffen des Gehirns (zum Beispiel Störungen von Bewusstsein, Kognition, Persönlichkeit etc.) und/oder zum anderen an reaktiv bedingten psychiatrischen Störungen, die meist affektive Störungen und Angsterkrankungen umfassen. Im Einzelfall ist daher immer zu prüfen, ob es sich eher um eine organische, eher um eine reaktive Störung oder um eine Kombination von beidem bei dem betroffenen Patienten handelt. Dies sollte bei der Therapie der psychischen Störungen berücksichtigt werden.

Eine psychoonkologische oder ggf. auch psychiatrische Beratung und Betreuung dieser Patienten ist daher von großer Wichtigkeit und mittlerweile ein wichtiger Baustein der supportiven Therapie. Dieses Angebot sollte nicht nur für Patienten gelten, im Optimalfall sollte auch Angehörigen eine psychologische bzw. psychiatrische Unterstützung angeboten werden, da sie im Krankheitsverlauf oftmals massiv überfordert werden und ihre eigene Gesundheit weit hinter die des Betroffenen anstellen. Idealerweise wird bereits beim Erstgespräch auf die Möglichkeit einer psychonkologischen Beratung hingewiesen. Die Versorgungsrealität ist jedoch nach wie vor an den meisten Standorten so, dass Patienten kein ausreichendes und Angehörigen ggf. sogar gar kein psychoonkologisches bzw. psychiatrisches Angebot gemacht werden kann. Hier besteht in den nächsten Jahren ein großer Verbesserungsbedarf, um die Lebensqualität der Patienten und deren Angehörigen zu verbessern.

Bei einigen Symptomen oder Krankheitszuständen kann eine medikamentöse Therapie indiziert sein. Bei den folgenden ausgewählten Therapieempfehlungen spielen verschiedene Anforderungen an die psychiatrische Medikation eine Rolle:

- Sie soll die Anfallsschwelle nicht senken
- Sie soll keine zusätzlichen kognitiven Beeinträchtigungen verursachen
- Das Nebenwirkungsprofil muss aus neuroonkologischer Sicht günstig sein (z.B. keine Leukopenie durch psychiatrische Medikation)
- Sie soll rasch aufdosierbar sein
- Sie soll idealerweise in einer zusätzlichen intravenösen (i.v.) Applikationsform zur Verfügung stehen (alternativ intramuskulär (i.m.))

Leider erfüllen auch die aufgeführten Medikamente nicht all diese Anforderungen. Zum Beispiel muss häufig eine Senkung der Anfallsschwelle in Kauf genommen werden.

Medikamentöse Therapie psychischer Störungen [118]:

▶ Akuter Erregungszustand (ohne psychotische Symptome)

- Lorazepam 0,5 bis 1 mg i.v./i.m. oder 1 bis 2,5 mg sublingual (s.l.)
  - Ggf. Wiederholung alle 60 min
  - Höchstdosis 7,5 mg/24 h (stationär)
- Diazepam 5 bis 20 mg langsam, fraktioniert i.v. oder i.m.
  - Höchstdosis 60 mg/24 h

▶ Akuter Erregungszustand (mit psychotischen Symptomen)

- Haloperidol i.m. 2 bis 10 mg, ein- bis zweimal pro Tag
- Lorazepam 0,5 bis 1 mg i.v./i.m. oder 1 bis 2,5 g s.l.
  - Ggf. Wiederholung alle 60 min
  - Höchstdosis 7,5 mg/24 h (stationär)
- Diazepam 5 bis 20 mg langsam, fraktioniert i.v. oder i.m.
  - Höchstdosis 60 mg/24 h

▶ Psychomotorische Unruhe (mit produktiv psychotischen Phänomenen)

Indikation für atypische Neuroleptika:

- Risperidon 1 bis 2 mg pro Tag p.o., verteilt auf zwei Einzeldosen (ED)
  - Bei höherem Lebensalter initial 0,25 bis 0,5 mg
  - Höchstdosis 12 mg/24 h
- Olanzapin 10 bis 20 mg pro Tag p.o. (Schmelztabletten)
  - Anfangsdosis 10 mg, vorzugsweise zur Nacht
  - Bei höherem Lebensalter initial 2,5 bis 5 mg
  - Höchstdosis 20 mg/24 h
- Quetiapin 50 bis 400 mg/Tag p.o. (unretardiert), verteilt auf zwei ED
  - Initial 25 bis 50 mg, Steigerung in 50(100) mg-Schritten
  - Die sedierende Wirkung ist unter Umständen erwünscht!

▶ Psychomotorische Unruhe (ohne produktiv psychotische Phänomene)

- Lorazepam 2 bis 4 mg pro Tag p.o., verteilt auf 3 bis 4 ED
  - Initial (0,5 bis) 1 mg p.o./s.l.

- Diazepam 20 bis 40 mg pro Tag p.o., verteilt auf 3 bis 4 ED
  - Initial 5 bis 10 mg p.o. (*Cave*: Kumulationsgefahr durch aktive Metabolite, Lorazepam zu bevorzugen)

▶ Depressive Zustände

Ängstlich agitiert:

- Mirtazapin 15 bis 45 mg pro Tag, abendliche Gabe
  - Sedierende Komponente
  - Aufdosierung empfehlenswert
  - Schlafinduktion ohne antidepressive Komponente: 7,5 bis 15 mg abends

Antriebsgemindert (nicht suizidal!):

- Selektive Serotoninwiederaufnahmehemmer (SSRI)
  - Morgendliche Gabe, ggf. wöchentliche Steigerung
  - Escitalopram 10 bis 20 mg pro Tag, initial 5 bis 10 mg
  - Citalopram 20 bis 40 mg pro Tag, initial 10 bis 20 mg
  - Sertralin 50 bis 150 mg, initial 50 mg
- Selektive Serotonin- und Noradrenalinwiederaufnahmehemmer (SNRI)
  - Bei unzureichender Wirkung von SSRI, morgendliche Gabe
  - Ggf. Steigerung im Abstand von 1 bis 2 Wochen
  - Venlafaxin 75 bis 225 mg pro Tag (retard), initial 37,5 mg (therapienaiv), sonst 75 mg

Die Medikamente stellen eine Auswahl dar. Andere Substanzen der gleichen Gruppen können ebenso eingesetzt werden. Bei längerer Anwendung empfiehlt sich eine zusätzliche psychiatrische Mitbetreuung.

Literatur

1. Hervey-Jumper SL, MS Berger. Maximizing safe resection of low- and high-grade glioma. J Neurooncol 2016; 130(2):269-282.

2. Ahmadipour Y et al. To resect or not to resect? Risks and benefits of surgery in older patients with glioblastoma. J Geriatr Oncol 2020;11(4):688-693.

3. Suchorska B et al. Complete resection of contrast-enhancing tumor volume is associated with improved survival in recurrent glioblastoma–results from the DIRECTOR trial. Neuro Oncol 2016;18(4):549-56.

4. Brown TJ et al. Association of the extent of resection with survival in glioblastoma: A systematic review and meta-analysis. JAMA Oncol 2016;2(11): 1460-1469.

5. Baig Mirza A et al. 5-Aminolevulinic acid-guided resection improves the overall survival of patients with glioblastoma-a comparative cohort study of 343 patients. Neurooncol Adv 2021;3(1): vdab047.

6. Stummer W et al. Fluorescence-guided surgery with 5-aminolevulinic acid for resection of malignant glioma: a randomised controlled multicentre phase III trial. Lancet Oncol 2006;7(5):392-401.

7. Bette S et al. Patterns and time dependence of unspecific enhancement in postoperative magnetic resonance imaging after glioblastoma resection. World Neurosurg 2016;90:440-447.

8. Wick W et al. Temozolomide chemotherapy alone versus radiotherapy alone for malignant astrocytoma in the elderly: the NOA-08 randomised, phase 3 trial. Lancet Oncol 2012;13(7):707-15.

9. Perry JR et al. Short-course radiation plus temozolomide in elderly patients with glioblastoma. N Engl J Med 2017;376(11):1027-1037.

10. Roa W et al. Abbreviated course of radiation therapy in older patients with glioblastoma multiforme: a prospective randomized clinical trial. J Clin Oncol 2004; 22(9):1583-8.

11. Zhao F et al. Delineation of radiation therapy target volumes for patients with postoperative glioblastoma: a review. Onco Targets Ther 2016; 9:3197-204.

12. Niyazi M et al. ESTRO-ACROP guideline "target delineation of glioblastomas". Radiother Oncol 2016; 118(1):35-42.

13. Malmstrom A et al. Temozolomide versus standard 6-week radiotherapy versus hypofractionated radiotherapy in patients older than 60 years with glioblastoma: the Nordic randomised, phase 3 trial. Lancet Oncol 2012; 13(9):916-26.

14. Baumann BC et al. Comparative effectiveness of proton vs photon therapy as part of concurrent chemoradiotherapy for locally advanced cancer. JAMA Oncol 2020; 6(2):237-246.

15. Sherman JC et al. Neurocognitive effects of proton radiation therapy in adults with low-grade glioma. J Neurooncol 2016;126(1):157-164.

16. Fitzek MM et al. Accelerated fractionated proton/photon irradiation to 90 cobalt gray equivalent for glioblastoma multiforme: results of a phase II prospective trial. J Neurosurg 1999;91(2):251-60.

17. Merchant TE et al. Late effects of conformal radiation therapy for pediatric patients with low-grade glioma: prospective evaluation of cognitive, endocrine, and hearing deficits. J Clin Oncol 2009;27(22):3691-7.

18. Goff KM, C Zheng, M Alonso-Basanta. Proton radiotherapy for glioma and glioblastoma. Chin Clin Oncol 2022;11(6):46.

19. Al Feghali KA et al. Phase II trial of proton therapy versus photon IMRT for GBM: secondary analysis comparison of progression-free survival between RANO versus clinical assessment. Neurooncol Adv 2021;3(1): vdab073.

20. Wick W et al. (2021) Gliome, S2k-Leitlinie. Zugriff unter https://dgn.org/leitlinien/ll-030-099-gliome-2021/ Zuletzt abgerufen: 01.09.2024.

21. Jiapaer S, et al. Potential strategies overcoming the temozolomide resistance for glioblastoma. Neurol Med Chir (Tokyo) 2018;58(10):405-421.

22. Weller M, E Le Rhun. How did lomustine become standard of care in recurrent glioblastoma? Cancer Treat Rev 2020;87:102029.

23. Nikolova T et al. Chloroethylating nitrosoureas in cancer therapy: DNA damage, repair and cell death signaling. Biochim Biophys Acta Rev Cancer 2017; 1868(1):29-39.

24. Wirsching HG, E Galanis, M Weller. Glioblastoma. Handb Clin Neurol 2016;134:381-97.

25. Herrlinger U et al. Lomustine-temozolomide combination therapy versus standard temozolomide therapy in patients with newly diagnosed glioblastoma with methylated MGMT promoter (CeTeG/NOA-09): a randomised, open-label, phase 3 trial. Lancet 2019;393(10172): 678-688.

26. Stupp R et al. Radiotherapy plus concomitant and adjuvant temozolomide for glioblastoma. N Engl J Med 2005;352(10):987-96.

27. Aronin PA et al. Prediction of BCNU pulmonary toxicity in patients with malignant gliomas: an assessment of risk factors. N Engl J Med 1980; 303(4):183-8.

28. Friendlander AH, RL Ettinger. Karnofsky performance status scale. Spec Care Dentist 2009; 29(4):147-8.

29. Mischel AM, DA Rosielle. Eastern Cooperative Oncology Group Performance Status #434. J Palliat Med 2022;25(3):508-510.

30. Wen PY et al. RANO 2.0: Update to the response assessment in Neuro-Oncology criteria for high- and low-grade gliomas in adults. J Clin Oncol 2023;41(33):5187-5199.

31. Balana C et al. A phase II randomized, multicenter, open-label trial of continuing adjuvant temozolomide beyond 6 cycles in patients with glioblastoma (GEINO 14-01). Neuro Oncol 2020; 22(12):1851-1861.

32. Blumenthal DT et al. Is more better? The impact of extended adjuvant temozolomide in newly diagnosed glioblastoma: a secondary analysis of EORTC and NRG Oncology/RTOG. Neuro Oncol 2017;19(8):1119-1126.

33. Stupp R et al. Effects of radiotherapy with concomitant and adjuvant temozolomide versus radiotherapy alone on survival in glioblastoma in a randomised phase III study: 5-year analysis of the EORTC-NCIC trial. Lancet Oncol 2009;10(5): 459-66.

34. Sijben AE et al. Toxicity from chemoradiotherapy in older patients with glioblastoma multiforme. J Neurooncol 2008;89(1):97-103.

35. Rominiyi O et al. Tumour treating fields therapy for glioblastoma: current advances and future directions. Br J Cancer 2021;124(4):697-709.

36. Kirson ED et al. Disruption of cancer cell replication by alternating electric fields. Cancer Res 2004;64(9): 3288-95.

37. Kirson ED et al. Alternating electric fields arrest cell proliferation in animal tumor models and human brain tumors. Proc Natl Acad Sci U S A 2007;104(24):10152-7.

38. Salzberg M et al. A pilot study with very low-intensity, intermediate-frequency electric fields in patients with locally advanced and/or metastatic solid tumors. Onkologie 2008;31(7):362-5.

39. Stupp et al. NovoTTF-100A versus physician's choice chemotherapy in recurrent glioblastoma: a randomised phase III trial of a novel treatment modality. Eur J Cancer 2012;48(14):2192-202.

40. Stupp R, et al. Maintenance therapy with tumor-treating fields plus temozolomide vs temozolomide alone for glioblastoma: A randomized clinical trial. JAMA 2015;314(23):2535-43.

41. Stupp R et al. Effect of tumor-treating fields plus maintenance temozolomide vs maintenance temozolomide alone on survival in patients with glioblastoma: A randomized clinical trial. JAMA 2017;318(23):2306-2316.

42. Chaudhry A et al. NovoTTF™-100A System (Tumor Treating Fields) transducer array layout planning for glioblastoma: a NovoTAL™ system user study. World J Surg Oncol 2015;13:316.

43. Stupp R et al. Radiotherapy plus concomitant and adjuvant temozolomide for glioblastoma. N Engl J Med 2005;352(10):987-96.

44. Oster C et al. Are we providing best-available care to newly diagnosed glioblastoma patients? Systematic review of phase III trials in newly diagnosed glioblastoma 2005-2022. Neurooncol Adv 2023;5(1):vdad105.

45. Lacouture ME et al. Prevention and management of dermatologic adverse events associated with tumor treating fields in patients with glioblastoma. Front Oncol 2020;10:1045.

46. Onken J et al. Acceptance and compliance of TTFields treatment among high grade glioma patients. J Neurooncol 2018;139(1):177-184.

47. Onken J et al. Patient Reported Outcome (PRO) among high-grade glioma patients receiving TTFields treatment: A two center observational study. Front Neurol 2019;10:1026.

48. Taphoorn MJB et al. Influence of treatment with tumor-treating fields on health-related quality of life of patients with newly diagnosed glioblastoma: A secondary analysis of a randomized clinical trial. JAMA Oncol 2018;4(4):495-504.

49. Toms SA et al. Increased compliance with tumor treating fields therapy is prognostic for improved survival in the treatment of glioblastoma: a subgroup analysis of the EF-14 phase III trial. J Neurooncol 2019;141(2):4 67-473.

50. Glas M et al. The impact of Tumor Treating Fields on glioblastoma progression patterns. Int J Radiat Oncol Biol Phys 2022;112(5):1269-1278.

51. Giladi M et al. Mitotic spindle disruption by alternating electric fields leads to improper chromosome segregation and mitotic catastrophe in cancer cells. Sci Rep 2015;5:18046.

52. Gera N et al. Tumor treating fields perturb the localization of septins and cause aberrant mitotic exit. PLoS One 2015;10(5):e0125269.

53. Sarno B et al. Dielectrophoresis: Developments and applications from 2010 to 2020. Electrophoresis 2021; 42(5):539-564.

54. Giladi M et al. Tumor treating fields (TTFields) delay DNA damage repair following radiation treatment of glioma cells. Radiat Oncol 2017; 12(1):206.

55. Karanam NK et al. Tumor-treating fields elicit a conditional vulnerability to ionizing radiation via the downregulation of BRCA1 signaling and reduced DNA double-strand break repair capacity in non-small cell lung cancer cell lines. Cell Death Dis 2017;8(3):e2711.

56. Kim EH et al. Tumor treating fields inhibit glioblastoma cell migration, invasion and angiogenesis. Oncotarget 2016;7(40):65125-65136.

57. Silginer M et al. Biological activity of tumor-treating fields in preclinical glioma models. Cell Death Dis 2017; 8(4):e2753.

58. Wang N et al. Molecular mechanisms that influence the macrophage m1-m2 polarization balance. Front Immunol 2014;5:614.

59. Wang G et al. Tumor-associated microglia and macrophages in glioblastoma: From basic insights to therapeutic opportunities. Front Immunol 2022:13:964898.

60. Arango Duque G, Descoteaux A. Macrophage cytokines: involvement in immunity and infectious diseases. Front Immunol 2014;5:491.

61. Tan HY et al. The reactive oxygen species in macrophage polarization: Reflecting its dual role in progression and treatment of human diseases. Oxid Med Cell Longev 2016;2016:2795090.

62. Park JI et al. Tumor-treating fields induce RAW264.7 macrophage activation via NK-κB/MAPK signaling pathways. Technol Cancer Res Treat 2019;18: 1533033819868225.

63. Brown NF et al. Harnessing the immune system in glioblastoma. Br J Cancer 2018;119(10):1171-1181.

64. Kirson ED et al. Alternating electric fields (TTFields) inhibit metastatic spread of solid tumors to the lungs. Clin Exp Metastasis 2009;26(7): 633-40.

65. Voloshin T et al. Tumor-treating fields (TTFields) induce immunogenic cell death resulting in enhanced antitumor efficacy when combined with anti-PD-1 therapy. Cancer Immunol Immunother 2020;69(7):1191-1204.

66. Jiang X et al. Role of the tumor microenvironment in PD-L1/PD-1-mediated tumor immune escape. Mol Cancer 2019;18(1):10.

67. Tran DD et al. Final analysis of 2-THE-TOP: A phase 2 study of TTFields (Optune) plus pembrolizumab plus maintenance temozolomide (TMZ) in patients with newly diagnosed glioblastoma. Clinical Oncol 2023;41: 16_suppl, 2024

68. https://clinicaltrials.gov/study/NCT06556563

69. Kebir S et al. CTNI-65. Investigating safety and efficacy of ttfields prior and concomitant to radiotherapy in newly diagnosed glioblastoma – First results of the PRICOTTF phase I/II trial. Neuro-Oncology 2023; 25(Suppl 5):v91-v92,

70. EF-32: Pivotal, randomized, open-label study of Optune® (Tumor Treating Fields, 200kHz) concomitant with radiation therapy and temozolomide for the treatment of newly diagnosed glioblastoma. ID NCT 04471844. ClinicalTrials.gov. Zuletzt abgerufen am 02.10.2024.

71. Bähr O et al. QOLP-31. Quality of life of patients with newly diagnosed glioblastoma during ttfields therapy in routine clinical care: first results of the TIGER study. Neuro Oncol 2021;23(Suppl 6):vi189-90.

72. Bähr O et al., Tumor treating fields (TTFields) therapy in patients with glioblastoma: Long-term survival results from TTFields in Germany in routine clinical care (TIGER) study, JCO 2024;42 (16_suppl):2036-2036, DOI:10.1200/JCO.2024.42.16_suppl.2036.

73. Glas M et al. NCOG-22. TIGER PRO-ACTIVE study: Investigating daily activity, sleep and neurocognitive functioning in glioblastoma patients applying TTFields therapy in Germany in routine clinical care. Neuro-Oncology 2022;24 (Suppl 7): vii202.

74. Hottinger AF et al. Tumor treating fields: a novel treatment modality and its use in brain tumors. Neuro Oncol 2016;18(10):1338-49.

75. Brozova H et al. BMET-06: COMET: A phase II randomized study of ttfields versus supportive care in non-small cell lung cancer patients with 1-5 brain metastases - Initial safety results. Neuro Oncol 2015;17(Suppl 5):v46.

76. Mehta MP et al. Results from METIS (EF-25), an international, multicenter phase III randomized study evaluating the efficacy and safety of tumor treating fields (TTFields) therapy in NSCLC patients with brain metastases. JCO 2024;42(16): 2008-2008.

77. Ceresoli GL et al. Tumour Treating Fields in combination with pemetrexed and cisplatin or carboplatin as first-line treatment for unresectable malignant pleural mesothelioma (STELLAR): a multicentre, single-arm phase 2 trial. Lancet Oncol 2019;20(12):1702-1709.

78. Grosso F, GL Ceresoli. 1851P - Tumor treating fields plus chemotherapy for first-line malignant pleural mesothelioma (MPM): Radiological responses in the STELLAR trial. Annals of Oncology 2019;30(Suppl 5):v751.

79. Leal T et al. LUNAR Study Investigators. Tumor Treating Fields therapy with standard systemic therapy versus standard systemic therapy alone in metastatic non-small-cell lung cancer following progression on or after platinum-based therapy (LUNAR): a randomised, open-label, pivotal phase 3 study. Lancet Oncol 2023; 24(9):1002-1017.

80. https://www.novocure.com/novocure-provides-update-on-phase-3-engot-ov50-gog-3029-innovate-3-trial-evaluating-tumor-treating-fields-therapy-in-platinum-resistant-ovarian-cancer/

81. Rivera et al. Tumor treating fields in combination with gemcitabine or gemcitabine plus nab-paclitaxel in pancreatic cancer: Results of the PANOVA phase 2 study. Pancreatology 2019;19(1):64-72.

82. Kostaras X et al. Use of dexamethasone in patients with high-grade glioma: a clinical practice guideline. Curr Oncol 2014;21(3):e493-503.

83. Sturdza A et al. The use and toxicity of steroids in the management of patients with brain metastases. Support Care Cancer 2008;16(9):1041-8.

84. Batchelor TT, TN Byrne. Supportive care of brain tumor patients. Hematol Oncol Clin North Am 2006; 20(6):1337-61.

85. Weissman DE et al. Corticosteroid toxicity in neuro-oncology patients. J Neurooncol 1987;5(2): 125-8.

86. Vecht CJ et al. Dose-effect relationship of dexamethasone on Karnofsky performance in metastatic brain tumors: a randomized study of doses of 4, 8, and 16 mg per day. Neurology 1994;44(4):675-80.

87. Ryken TC et al. The role of steroids in the management of brain metastases: a systematic review and evidence-based clinical practice guideline. J Neurooncol 2010;96(1):103-14.

88. Drappatz J et al. Medical management of brain tumor patients. Neurol Clin 2007;25(4):1035-71, ix.

89. Dietrich J et al. Corticosteroids in brain cancer patients: benefits and pitfalls. Expert Rev Clin Pharmacol 2011;4(2):233-42.

90. Armstrong TS et al. Epilepsy in glioma patients: mechanisms, management, and impact of anticonvulsant therapy. Neuro Oncol 2016;18(6):779-89.

91. Lote K et al. Prevalence and prognostic significance of epilepsy in patients with gliomas. Eur J Cancer 1998; 34(1):98-102.

92. Happold C et al. Does valproic acid or levetiracetam improve survival in glioblastoma? A pooled analysis of prospective clinical trials in newly diagnosed glioblastoma. J Clin Oncol 2016;34(7):731-9.

93. Weller, M., R. Stupp, and W. Wick, Epilepsy meets cancer: when, why, and what to do about it? Lancet Oncol 2012;13(9):e375-82.

94. Venkataramani V et al. Glutamatergic synaptic input to glioma cells drives brain tumour progression. Nature 2019;573(7775):532-538.

95. Heuer S et al. PerSurge (NOA-30) phase II trial of perampanel treatment around surgery in patients with progressive glioblastoma. BMC Cancer 2024;24(1):135.

96. Chonan M et al. Experience of low dose perampanel to add-on in glioma patients with levetiracetam-uncontrollable epilepsy. Neurol Med Chir (Tokyo) 2020;60 (1):37-44.

97. Hesketh PJ. Chemotherapy-induced nausea and vomiting. N Engl J Med 2008;358:2482-2494.

98. https://www.onkopedia.com/de/onkopedia/guidelines/antiemese-bei-medikamentoeser-tumortherapie/@@guideline/html/index.html Zuletzt abgerufen am 16.09.2024

99. Gupta K, Walton R, Kataria SP. Chemotherapy-induced nausea and vomiting: Pathogenesis, recommendations, and new trends. Cancer Treat Res Commun 2021;26:100278.

100. Navari RM, Aapro M. Antiemetic prophylaxis for chemotherapy-induced nausea and vomiting. N Engl J Med 2016;374(14):1356-67.

101. Rozzi A et al. Palonosetron for the prevention of chemotherapy-induced nausea and vomiting in glioblas-

toma patients treated with temozolomide: a phase II study. Support Care Cancer 2011;19(5): 697-701.

102. Chua AV Jr. et al. Transdermal versus oral granisetron in controlling chemotherapy-induced nausea and vomiting: a meta-analysis. Support Care Cancer 2020; 28(12):5611-5619.

103. Schoffelen R et al. Drug-drug interactions with aprepitant in antiemetic prophylaxis for chemotherapy. Neth J Med 2018;76(3):109-114.

104. Bleiberg H et al. Activity of a new antiemetic agent: alizapride. A randomized double-blind crossover controlled trial. Cancer Chemother Pharmacol 1988;22(4): 316-20.

105. Wang L et al. Medical cannabis or cannabinoids for chronic non-cancer and cancer related pain: a systematic review and meta-analysis of randomised clinical trials. BMJ 2021;374:n1034.

106. Legare CA, WM Raup-Konsavage, KE Vrana. Therapeutic potential of cannabis, cannabidiol, and cannabinoid-based pharmaceuticals. Pharmacology 2022;107 (3-4):131-149.

107. Doherty GJ, BHR de Paula. Cannabinoids in glioblastoma multiforme-hype or hope? Br J Cancer 2021; 124(8):1341-1343.

108. Lucas CJ, P Galettis, J Schneider. The pharmacokinetics and the pharmacodynamics of cannabinoids. Br J Clin Pharmacol 2018;84(11):2477-2482.

109. Karst M et al. Analgesic effect of the synthetic cannabinoid CT-3 on chronic neuropathic pain: a randomized controlled trial. JAMA 2003;290(13):1757-62.

110. Baker D et al. Cannabinoids control spasticity and tremor in a multiple sclerosis model. Nature 2000;404 (6773):84-7.

111. Rock EM et al. Cannabidiol, a non-psychotropic component of cannabis, attenuates vomiting and nausea-like behaviour via indirect agonism of 5-HT(1A) somatodendritic autoreceptors in the dorsal raphe nucleus. Br J Pharmacol 2012; 165(8):2620-34.

112. Hsu K, E Whitham, G Kichenadasse. Potential role of cannabidiol for seizure control in a patient with recurrent glioma. J Clin Neurosci 2020;71: 275-276.

113. Thiele EA et al. Cannabidiol in patients with seizures associated with Lennox-Gastaut syndrome (GWPCARE4): a randomised, double-blind, placebo-controlled phase 3 trial. Lancet 2018;391(10125):1085-1096.

114. Twelves C et al. A phase 1b randomised, placebo-controlled trial of nabiximols cannabinoid oromucosal spray with temozolomide in patients with recurrent glioblastoma. Br J Cancer 2021; 124(8):1379-1387.

115. Cohen K, A Weizman, A Weinstein. Positive and negative effects of cannabis and cannabinoids on health. Clin Pharmacol Ther 2019;105(5):1139-1147.

116. Volmar MNM et al. Cannabidiol converts NF-kappaB into a tumor suppressor in glioblastoma with defined antioxidative properties. Neuro Oncol 2021;23 (11):1898-1910.

117. Internetpräsenz des BfArM: https://www.bfarm.de/DE/Bundesopiumstelle/Medizinisches-Cannabis/_ node.html; Abgerufen am 21.05.2024.

118. Peter Berlit, Klinische Neurologie, 4. Auflage XXXIII, 2020, ISBN 978-3-662-60674-2, Springer Verlag.

Therapie im Rezidivfall / bei Tumorprogress

5. Therapie im Rezidivfall / bei Tumorprogress

5.1. Ausgangslage

Bei Glioblastompatienten erfolgt in der Regel alle zwei bis drei Monate eine MRT-Verlaufskontrolle des Schädels. Sollte sich in einer MRT der Verdacht auf einen Tumorprogress zeigen, so muss dieser zunächst nach den aktuell gültigen RANO-Kriterien (☞ auch unter Kap. 3.1. "Bildgebung") bestätigt werden. Hierzu ist natürlich je nach Nähe zur vorausgegangen Therapie, insbesondere zur Strahlentherapie, auch immer an einen Pseudoprogress zu denken, sodass ggf. eine Aminosäure-PET helfen kann, zwischen posttherapeutischen und tumorbedingten Veränderungen zu unterschieden (☞ Kap. 3.1.4. "Pseudoprogression").

Neben allen therapeutischen Überlegungen (siehe weiter unten) ist zu beachten, dass die Nachricht von einem Tumorprogress für viele Patienten und deren Angehörige eine enorme psychische Belastung darstellt, sodass auch hier noch mal auf die Wichtigkeit eines psychoonkologischen Beratungs- und Behandlungsangebot hingewiesen sei.

Im Glioblastomrezidiv ist mit einer medianen Überlebenszeit von ca. 5 bis 13 Monaten und einer medianen progressionsfreien Überlebenszeit (PFS) von ca. 2 bis 6 Monaten zu rechnen [1].

5.2. Therapieentscheidungen im Rezidiv / bei Tumorprogress

Bei Verdacht auf einen Tumorprogress, sollte idealerweise erneut in einem interdisziplinären, neuroonkologischen Tumorboard über mögliche Therapieoptionen im Rezidiv gesprochen werden. Welche Therapien im Falle eines Rezidivs möglich und sinnvoll sind, hängt im Wesentlichen wiederum von den prognostischen Faktoren wie dem Alter, dem Patientenzustand bzw. Karnofsky-Index und dem MGMT-Promotormethylierungsstatus ab.

Im Rezidiv bzw. beim Progress empfiehlt es sich prinzipiell, erneut die Indikation für alle Therapieoptionen zu prüfen, die bereits primär diskutiert wurden. Formal stehen zunächst die erneute Operation, eine Re-Radiatio, die Umstellung bzw. der Wiederbeginn einer Systemtherapie und der Einsatz von TTFields zur Verfügung. Darüber hinaus gibt es eine Vielzahl von experimentellen Ansätzen zu denen man zum Teil auch noch die zielgerichtete Therapie zählen muss ("*Molecular Targeted Therapy*"). Zur Prüfung möglicher systemischer Reservestrategien ist es im Einzelfall indiziert, eine erweiterte molekulare Gewebeanalyse mit der Frage nach der Existenz molekularer Therapieziele durchzuführen. Die Datenlage ist hierzu allerdings insuffizient. Darüber hinaus sollte die Teilnahme an einer klinischen Studie geprüft werden.

5.3. Operation im Rezidiv

Die Evidenzlage zur Re-Operation im Glioblastomrezidiv ist weiterhin lückenhaft. Es mangelt insbesondere an großen, randomisierten, prospektiven Studien, wobei es aber eine Reihe an Analysen (Metaanalysen und retrospektive Studien) gibt, die im Sinne einer kumulativen Evidenz den Stellenwert einer erneuten Operation verdeutlichen [2-7]. Auch multiple Re-Operationen sind grundsätzlich möglich [8]. In einer Analyse der DIRECTOR-Studie (Vergleich der beiden Temozolomidschemata *one-week-on/one-week-off* vs. *21/28 days* im Rezidiv) konnte zwar nicht generell gezeigt werden, dass Patienten von einer Operation profitieren, aber bei einer kompletten Resektion des kontrastmittelaufnehmenden Tumoranteils scheint ein Überlebensvorteil zu bestehen [9]. In einer großen retrospektiven Analyse von 503 Patienten, die im Rezidiv operiert wurden, fanden sich ebenso Hinweise, dass eine Re-Operation bei einer "akzeptablen" Rate von neuen, permanenten neurologischen Komplikationen (8 %) überlebensverlängernd sein kann [10]. In unserem klinischen Alltag ist die Re-Operation eine etablierte Indikation, insbesondere bei Patienten mit einem guten KPS, wenn eine makroskopische Komplettresektion ohne neue neurologische Defizite möglich erscheint, kein größeres Gefäßrisiko besteht und Anschlusstherapien (adjuvante Therapien) verfügbar sind. Individuelle Indikationen für eine Re-Operation können natürlich auch eine große symptomatische Raumforderung, selbst wenn nur eine Teilresektion möglich erscheint, ein unklarer Befund, der Verdacht auf Pseudoprogression mit persistierend großem Ödem oder der Wunsch nach einer neuen Gewebeprobe für weitere molekulare Analysen sein.

5.4. Strahlentherapie im Rezidiv

Bei der Prüfung, ob eine erneute Bestrahlung möglich ist, sollten zunächst bei der Bestimmung der strahlentherapeutischen Reserve die Bestrahlungspläne aus der Primärsituation mit dem Ausmaß des Progresses (MRT) abgeglichen werden. Die Datenlage ist hier insgesamt auch etwas unsicher. Die einzige randomisierte Studie, in der konkret Bevacizumab plus Strahlentherapie gegen eine Bevacizumab-Monotherapie untersucht wurde, zeigte ein verbessertes progressionsfreies Überleben, aber kein verlängertes Gesamtüberleben [11]. Derzeit werden in einigen Studien verschiedene neue Ansätze geprüft. So wird zum Beispiel im Rahmen der NOA-17/GlioCave-Studie die Wirksamkeit der fraktionierten stereotaktischen Bestrahlung (36 Gy à 3 Gy/F oder 46 Gy à 2 Gy/F) gegenüber weiteren Kontrollen nach stattgehabter kompletter Rezidivoperation geprüft [12]. Ein weiteres wichtiges Thema ist die Definition des Strahlenfeldes bzw. des Bestrahlungsvolumens. Neben der MRT wird aktuell hier auch der Stellenwert einer FET-PET untersucht. Bisher konnten aber keine klaren Vorteile gegenüber der Planung anhand der MRT mit Kontrastmittel nachgewiesen werden [13]. Die Ergebnisse der NOA-10/GLIAA-Studie, die den Einsatz einer Aminosäure-PET zur Bestrahlungsplanung untersucht hat, kam leider zu dem Ergebnis, dass eine FET-PET-basierte Re-Bestrahlung beim Glioblastomrezidiv einer Kontrastmittel-MRT-basierten Bestrahlung (GdT1-MRT-basiert) in Sachen progressionsfreier Überlebenszeit, Gesamtüberleben, lokaler Tumorkontrolle nach einem Jahr und dem Auftreten einer Radionekrose nicht überlegen ist [14, 15].

Es gibt verschiedene Schemata, eine Re-Bestrahlung durchzuführen, wie zum Beispiel mit 18 × 2 Gy, 15 × 2,33 Gy oder 6 × 5 Gy. Feste Standards existieren nicht [16]. Welche Fraktionierung eingesetzt wird, steht auch mit dem Tumorvolumen in Zusammenhang. Zu beachten ist sicherlich auch, dass die Strahlentoleranz des normalen Gehirngewebes unter anderem von der Fraktionierung und der Gesamtdosis abhängt. Das Risiko einer Radionekrose ist daher immer zu bedenken [17]. Bei konventioneller Fraktionierung (Einzeldosis 1,8 bis 2,0 Gy) steigt die Inzidenz einer radiogen bedingten Nekrose von 5 % nach 72 Gy auf 10 % nach 90 Gy [18]. Ferner ist aber auch die Toleranzdosis von sogenannten strahlenempfindlichen Strukturen wie beispielsweise der Sehnerven und der Augen [19] sowie des Hirnstamms zu berücksichtigen [20]. Bei schlechter Prognose wird gelegentlich die Einzeldosis erhöht, um bei gleicher biologischer Wirksamkeit kürzer bestrahlen zu können. Allerdings erfordert dies eine Reduktion der Gesamtdosis. Zu beachten ist darüber hinaus, unter Berücksichtigung des allgemeinen biologischen Verständnisses, dass die letzte Bestrahlung des Gehirns mindestens sechs Monate her sein sollte. Bei allen Optionen ist immer das Risiko der Radionekrose zu bedenken, weswegen die Entscheidung zur (erneuten) Radiotherapie gut überlegt sein muss [17].

Einige Analysen haben sich mit der Frage beschäftigt, ob man Patienten vorab identifizieren kann, die von einer Re-Bestrahlung profitieren. Hierbei scheinen neben der Histologie, der KPS und das Alter eine Rolle zu spielen [21].

5.5. Systemtherapie im Rezidiv

In den letzten Jahren wurden mehr als 40 randomisierte Studien zur medikamentösen Rezidivtherapie beim Glioblastom durchgeführt [22, 23]. Eine Vielzahl dieser Studien war leider negativ. Am meisten untersucht wurden Lomustin und Bevacizumab. Wichtig bei der Wahl der Systemtherapie im Rezidiv ist die Frage nach der Vortherapie und, ob es zu einem Progress unter laufender Therapie oder nach einem therapiefreien Intervall gekommen ist. Grundsätzlich besteht die Möglichkeit einer sogenannten Re-Challenge-Therapie mit Temozolomid, also einem erneuten Einsatz der Substanz aus der Primärtherapie. Unklar ist, nach welchem therapiefreien Intervall dieser Ansatz sinnvoll ist. Wir verlangen zumindest ein Intervall von zwei bis vier, besser noch sechs Monaten. Auch hier spielt der MGMT-Promotormethylierungsstatus wieder eine Rolle, da wahrscheinlich nur im Falle einer Methylierung ein Benefit besteht [24, 25].

Neben einer Re-Challenge-Therapie, kann der Einsatz von CCNU (Lomustin) geprüft werden, sofern die Substanz noch nicht im Rahmen der Primärtherapie eingesetzt wurde. Auch hier ist der MGMT-Promotormethylierungsstatus im gleichen Sinne relevant und prädiktiv (PFS-6: 9,5 % vs. 48,2 %) [26]. Dennoch hat sich CCNU als Rezidivstandard jenseits von Temozolomid etabliert (110 mg/m² KOF, d1/42, 6 Zyklen). Neben CCNU hat nach gängiger Meinung auch Bevacizumab noch einen Stellenwert. Hier sind mindestens 18 randomisierte Studien durchgeführt worden [22]. Probleme der Substanz sind zum einen, dass in Studien bisher immer nur eine Verlängerung des progressionsfreien Überlebens und nicht des Gesamtüberlebens gezeigt werden konnte, insbesondere auch nicht gegenüber CCNU [26], und zum anderen, dass sich die Erstattung durch die Krankenkassen zunehmend schwierig gestaltet, da es zwei abschlägige Urteile des Bundessozialgerichts gibt. Bei fehlenden Alternativen, bei deutlichem perifokalen Ödem und natürlich beim Verdacht auf eine Radionekrose ist Bevacizumab aber immernoch eine häufig eingesetzte Substanz, die im Einzelfall erstattet wird. Leider gibt es für diese Substanz keinen sicheren Biomarker, der einen personalisierten Einsatz ermöglicht. Als Alternative wird gerade vom medizinischen Dienst der Krankenkassen häufig die Substanz Regorafenib genannt. Dabei handelt es sich um einen oralen Multikinase-Inhibitor (unter anderem gegen VEGFR, KIT, RET, wahrscheinlich auch FGFR, PDGFR und weitere) [27]. Die Empfehlung zum Einsatz im Rezidiv resultiert aus der sogenannten REGOMA-Studie. Dabei handelt es sich um eine Phase-II-Studie, bei der Regorafenib (160 mg/d, *3 weeks on, 1 week off*) im Glioblastomrezidiv mit CCNU verglichen wurde. Patienten im Regorafenib-Arm hatten ein signifikant verlängertes progressionsfreies und Gesamtüberleben (mOS 7,4 vs. 5,6 Monate, PFS-6 16,9 vs. 8,3 %) [28]. Die Daten waren allerdings insgesamt wenig vielversprechend und damit wenig überzeugend, auch weil der Kontrollarm mit CCNU unterdurchschnittlich schlecht abschnitt. Mittlerweile gibt es durch Veröffentlichungen zu *Real-Life*-Erfahrungen und aus den ersten Veröffentlichungen zur GBM-AGILE-Studie Hinweise, die die Wirksamkeit, aber auch die Verträglichkeit, von Regorafenib in Frage stellen [29, 30].

Eine aktuell viel diskutierte, jedoch experimentelle Reservestrategie, sind zielgerichtete Ansätze. Unter dem Stichwort Präzisionsneuroonkologie können erweitere molekulare Gewebeanalysen mit der Frage veranlasst werden, ob sich zum Beispiel Mutationen, Amplifikationen oder Genfusionen detektieren lassen, die analog zu anderen onkologischen Indikationen (wie beispielsweise Lungen- oder Hauttumoren) eine Empfehlung zu einer "*Molecular Targeted Therapy*" erlauben [31]. Hierbei ist die "Hirngängigkeit" der Substanz natürlich relevant. Es gibt aktuell keine sicheren Ziele und Empfehlungen, am ehesten hat sich jedoch noch der Einsatz von BRAF-Inhibitioren beim Nachweis einer BRAF-V600E-Mutation als potentiell wirksam gezeigt [32]. Spannend sind sicherlich auch Subtanzen, die tumoragnostisch, also entitätenübergreifend beim Nachweis einer sogenannten Genfusion, wie zum Beispiel einer NTRK-Fusion, eingesetzt werden (beispielsweise Larotrectinib). Möglicherweise erlebt auch die Substanz Temsirolimus beim Nachweis einer Phosphorylierung von mTORSer2448 ein "*Revival*" in der Glioblastomtherapie. Im Rahmen der RAGNAR-Studie wurde Erdafitinib beim Nachweis einer FGFR-Alternation geprüft, wobei die Datenlage beim Glioblastom noch wenig belastbar ist [33].

Mit Spannung erwartete Ansätze sind die Studiendaten zu derzeit experimentellen Ansätzen. So wird zum Beispiel im Rahmen der Amplify-Neovac/NOA-21-Studie eine spezifische Peptidvakzinierung (IDH1 (R132H)-spezifisch) untersucht. Allerdings werden hierbei Patienten analog zur neuen WHO-Klassifikation von 2021 mit IDH-Mutation, unter anderem bei einem Astrozytom WHO 4 und formal nicht bei einem Glioblastom (IDH-Wildtyp-Status), eingeschlossen [34]. Vakzine sind aber auch bei Glioblastomen zunehmend von wissenschaftlichem Interesse [38, 39]. In einer vor Kurzem veröffentlichten Analyse von 173 Glioblastom-Patienten, die mit einer personalisierten Peptidvakzinierung im Rahmen eines individuellen Heilversuchs behandelt wurden, fanden sich erste interessante Hinweise [38]. In der sogenannten MecMeth/NOA-24-Studie wird der Einsatz von Meclofenamat (MFA), einer in den USA als nicht-steroidales Antirheumatikum zugelassenen Substanz, in Kombination mit einer erneuten Temozolomidgabe bei Glioblastom-Patienten mit methyliertem MGMT- untersucht [35]. MFA soll als *Gap-Junction*-Inhibitor dazu beitragen, die Kommunikation im Tumorzell-Nervenzell-Netzwerk zu stören, was möglicherweise die Prognose der Patienten verbessern könnte. Vor einigen Jahren konnte gezeigt werden, dass Glioblastomzellen ein kommunikatives Netzwerk mit

Nervenzellen bilden können [36]. Interessant ist möglicherweise auch die Studie zur temporären Eröffnung der Blut-Hirn-Schranke mittels eines implantierbaren Ultraschall-Device und einer Art Ultraschallkontrastmittel [37]. Dadurch soll die "Hirngängigkeit" der Systemtherapie verbessert werden.

Literatur

1. Weller M, E Le Rhun. How did lomustine become standard of care in recurrent glioblastoma? Cancer Treat Rev 2020;87:102029.

2. Pessina F et al. Role of surgical resection in recurrent glioblastoma: prognostic factors and outcome evaluation in an observational study. J Neurooncol 2017; 131(2):377-384.

3. Perrini P et al. Survival outcomes following repeat surgery for recurrent glioblastoma: a single-center retrospective analysis. J Neurooncol 2017;131(3):585-591.

4. Sughrue ME et al. Aggressive repeat surgery for focally recurrent primary glioblastoma: outcomes and theoretical framework. Neurosurg Focus 2015;38(3):E11.

5. Lu VM et al. Survival benefit of maximal resection for glioblastoma reoperation in the temozolomide era: A meta-analysis. World Neurosurg 2019;127:31-37.

6. Tully PA et al. Reoperation for recurrent glioblastoma and its association with survival benefit. Neurosurgery 2016;79(5):678-689.

7. Ryken TC et al.; AANS/CNS Joint Guidelines Committee. The role of cytoreductive surgery in the management of progressive glioblastoma: a systematic review and evidence-based clinical practice guideline. J Neurooncol 2014;118(3):479-88.

8. Ortega A et al. Multiple resections and survival of recurrent glioblastoma patients in the temozolomide era. J Clin Neurosci 2016;24:105-11.

9. Suchorska B et al. Complete resection of contrast-enhancing tumor volume is associated with improved survival in recurrent glioblastoma-results from the DIRECTOR trial. Neuro Oncol 2016;18(4):549-56.

10. Ringel F et al. Clinical benefit from resection of recurrent glioblastomas: results of a multicenter study including 503 patients with recurrent glioblastomas undergoing surgical resection. Neuro Oncol 2016;18(1):96-104.

11. Tsien CI et al. NRG Oncology/RTOG1205: A randomized phase II trial of concurrent bevacizumab and reirradiation versus bevacizumab alone as treatment for recurrent glioblastoma. J Clin Oncol 2023;41(6):1285-1295.

12. Straube C et al. Adjuvant stereotactic fractionated radiotherapy to the resection cavity in recurrent glioblastoma - the GlioCave study (NOA 17 - ARO 2016/3 - DKTK ROG trial). BMC Cancer 2018;18(1):15.

13. Wick W et al. (2021) Gliome, S2k-Leitlinie. Zugriff unter https://dgn.org/leitlinien/ll-030-099-gliome-2021/ Zuletzt abgerufen: 01.09.2024.

14. Popp IEA. Re-irradiation in recurrent glioblastoma: PET- or MRI-based? Results of a prospective randomized clinical trial. Journal of Clinical Oncology 2024.

15. Oehlke O et al. Amino-acid PET versus MRI guided re-irradiation in patients with recurrent glioblastoma multiforme (GLIAA) - protocol of a randomized phase II trial (NOA 10/ARO 2013-1). BMC Cancer 2016;1(1): 769.

16. Wick W et al. A phase II, randomized, study of weekly APG101+reirradiation versus reirradiation in progressive glioblastoma. Clin Cancer Res 2014;20(24):6304-13.

17. Ryu S et al. The role of radiotherapy in the management of progressive glioblastoma: a systematic review and evidence-based clinical practice guideline. J Neurooncol 2014;118(3):489-99.

18. Lawrence YR et al. Radiation dose-volume effects in the brain. Int J Radiat Oncol Biol Phys 2010;76(3 Suppl): S20-7.

19. Mayo C et al. Radiation dose-volume effects of optic nerves and chiasm. Int J Radiat Oncol Biol Phys 2010; 76(3 Suppl):S28-35.

20. Mayo C, E Yorke, TE Merchant. Radiation associated brainstem injury. Int J Radiat Oncol Biol Phys 2010;76(3 Suppl):S36-41.Promotorstatus

21. Niyazi M et al. Independent validation of a new reirradiation risk score (RRRS) for glioma patients predicting post-recurrence survival: A multicenter DKTK/ ROG analysis. Radiother Oncol 2018;127(1):121-127.

22. Fazzari FGT et al. The current landscape of systemic therapy for recurrent glioblastoma: A systematic review of randomized-controlled trials. Crit Rev Oncol Hematol 2022;169:103540.

23. McBain C et al. Treatment options for progression or recurrence of glioblastoma: a network meta-analysis. Cochrane Database Syst Rev 2021;5(1):CD013579.

24. Perry JR et al. Phase II trial of continuous dose-intense temozolomide in recurrent malignant glioma: RESCUE study. J Clin Oncol 2010;28(12):2051-7.

25. Weller M et al. MGMT promoter methylation is a strong prognostic biomarker for benefit from dose-intensified temozolomide rechallenge in progressive glioblastoma: The DIRECTOR trial. Clin Cancer Res 2015;21(9):2057-64.

26. Wick W et al. Lomustine and bevacizumab in progressive glioblastoma. N Engl J Med 2017;377(20):1954-1963.

27. Ettrich TJ, T Seufferlein. Regorafenib. Recent Results Cancer Res 2018;211:45-56.

28. Lombardi G et al. Regorafenib compared with lomustine in patients with relapsed glioblastoma (REGOMA): a multicentre, open-label, randomised, controlled, phase 2 trial. Lancet Oncol 2019;20(1):110-119.

29. Tzaridis T et al. Regorafenib in advanced high-grade glioma: a retrospective bicentric analysis. Neuro Oncol 2019;21(7):954-955.

30. Kebir S et al. Regorafenib in patients with recurrent high-grade astrocytoma. J Cancer Res Clin Oncol 2019; 145(4):1037-1042.

31. Lazaridis L et al. Precision neuro-oncology: a pilot analysis of personalized treatment in recurrent glioma. J Cancer Res Clin Oncol 2022.

32. Bouffet E et al. Dabrafenib plus trametinib in pediatric glioma with BRAF V600 mutations. N Engl J Med 2023;389(12):1108-1120.

33. Pant S et al. Erdafitinib in patients with advanced solid tumours with FGFR alterations (RAGNAR): an international, single-arm, phase 2 study. Lancet Oncol 2023; 24(8):925-935.

34. Bunse L et al. AMPLIFY-NEOVAC: a randomized, 3-arm multicenter phase I trial to assess safety, tolerability and immunogenicity of IDH1-vac combined with an immune checkpoint inhibitor targeting programmed death-ligand 1 in isocitrate dehydrogenase 1 mutant gliomas. Neurol Res Pract 2022;4(1):20.

35. Zeyen T et al. Phase I/II trial of meclofenamate in progressive MGMT-methylated glioblastoma under temozolomide second-line therapy — the MecMeth/NOA-24 trial. Trials 2022;23(1):57.

36. Venkataramani V et al. Glioblastoma hijacks neuronal mechanisms for brain invasion. Cell 2022;185(16): 2899-2917 e31.

37. Sonabend AM et al. Repeated blood-brain barrier opening with an implantable ultrasound device for delivery of albumin-bound paclitaxel in patients with recurrent glioblastoma: a phase 1 trial. Lancet Oncol 2023; 24(5):509-522.

38. Latzer P et al. A real-world observation of patients with glioblastoma treated with a personalized peptide vaccine. Nat Commun 2024;15(1):6870.

39. Rapp M et al. A randomized controlled phase II trial of vaccination with lysate-loaded, mature dendritic cells integrated into standard radiochemotherapy of newly diagnosed glioblastoma (GlioVax): study protocol for a randomized controlled trial. Trials 2018;19(1):293.

6. Ausblick

Wie in der gesamten Onkologie wird auch die Therapie des Glioblastoms zunehmend präziser und individueller. Im Rahmen der "*Molecular Targeted Therapies*" (☞ Kap. 5.5. "Systemtherapie im Rezidiv") wird durch molekulare Analysen eine zunehmend individualisierte Therapie ermöglicht, die es erlaubt, ganz individuelle Tumoren mit individueller Genetik und individuellem Verhalten aus der großen Gruppe der Glioblastome mutationsgenau präzise zu behandeln. Auch wenn diese Therapieform noch lange nicht ausgereift ist, scheint sie derzeit einen wichtigen Aspekt in der zukünftigen Behandlung von Glioblastomen zu spielen. Allerdings sind hier noch viele Fragen zu klären. So bleibt zum aktuellen Zeitpunkt beispielsweise die Frage offen, wie effektiv es ist, eine Mutation bzw. einen alterierten *Pathway* alleine zu attackieren, und ob es nicht sinnvoller wäre, mehrere Mutationen bzw. Signaltransduktionswege zeitgleich als Ziel zu definieren. Hier machen aber oft Medikamenteninteraktionen und unerwünschte Arzneimittelnebenwirkungen einen Strich durch die Rechnung. Darüber hinaus darf man die Komplexität und Quervernetzungen der Signalkaskaden nicht gänzlich außer Acht lassen. Im Umkehrschluss heißt das, dass dieses Feld weiter intensiver Forschung bedarf, um ggf. zukünftig doch molekulare Kombinationstherapien zu erlauben. Wichtig erscheint aufgrund der oben genannten Heterogenität der Erkrankungen auch die Frage, welches Tumorgewebe für welchen Therapiezeitpunkt analysiert werden sollte. In der klinischen Routine wird häufig das Primärgewebe analysiert und irgendwann im Rezidiv der Erkrankung behandelt. Ob zum Therapiezeitpunkt dann noch die molekularen Ziele nachweisbar sind, ist zu Teil unsicher. Weiter interessant sind zudem Ansätze mit Vakzinen, die ggf. sogar individualisiert auf Grundlage der individuellen molekularen Daten aufbereitet werden können, oder der schon seit vielen Jahren diskutierte Ansatz mit onkolytischen Viren.

Index

P

R

S

T

U

V

W

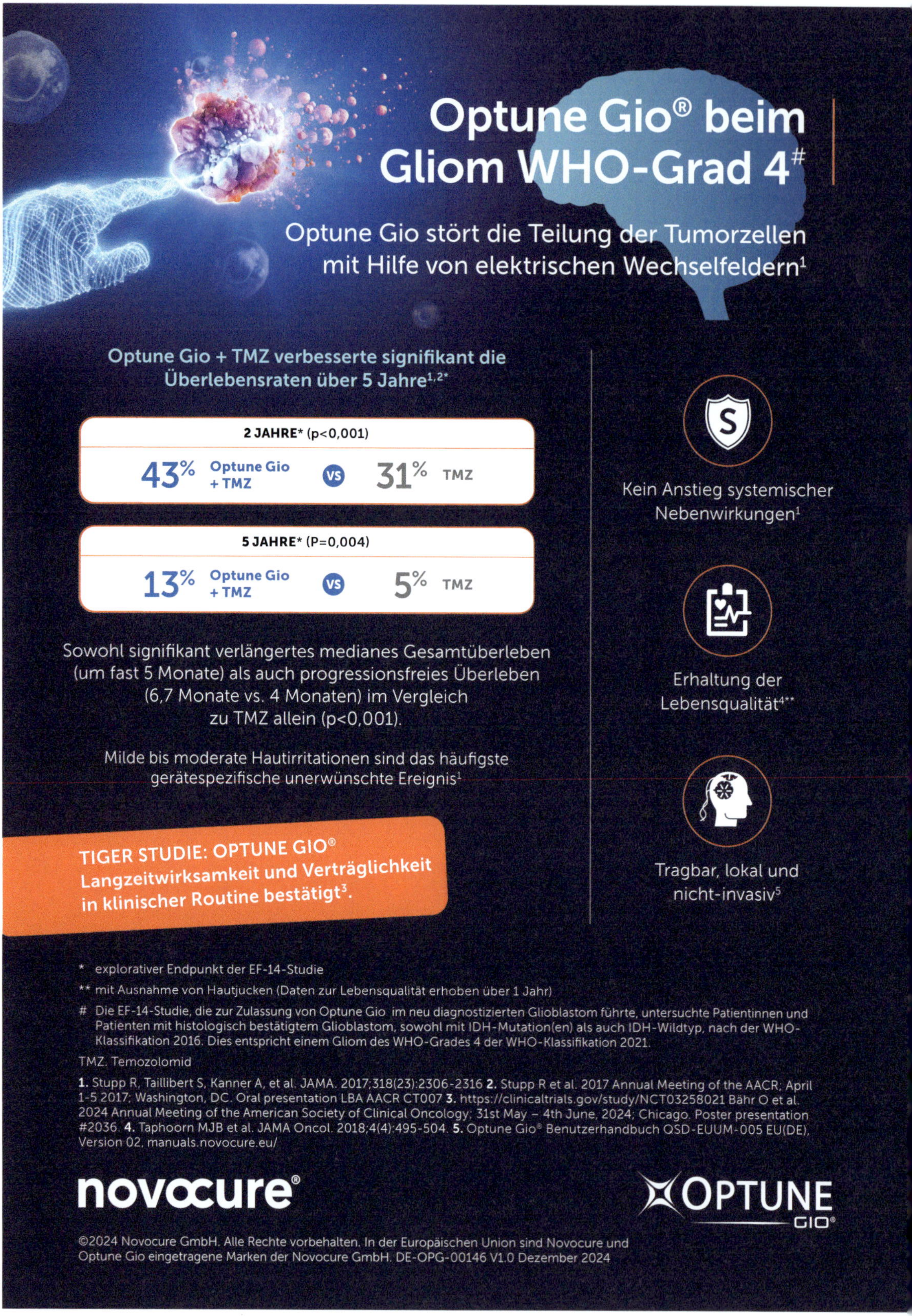
Optune Gio® beim Gliom WHO-Grad 4#
Optune Gio stört die Teilung der Tumorzellen mit Hilfe von elektrischen Wechselfeldern[1]
Optune Gio + TMZ verbesserte signifikant die Überlebensraten über 5 Jahre[1,2*]
2 JAHRE* (p<0,001)
43% Optune Gio + TMZ vs 31% TMZ
5 JAHRE* (P=0,004)
13% Optune Gio + TMZ vs 5% TMZ
Sowohl signifikant verlängertes medianes Gesamtüberleben (um fast 5 Monate) als auch progressionsfreies Überleben (6,7 Monate vs. 4 Monaten) im Vergleich zu TMZ allein (p<0,001).
Milde bis moderate Hautirritationen sind das häufigste gerätespezifische unerwünschte Ereignis[1]
TIGER STUDIE: OPTUNE GIO® Langzeitwirksamkeit und Verträglichkeit in klinischer Routine bestätigt[3].
Kein Anstieg systemischer Nebenwirkungen[1]
Erhaltung der Lebensqualität[4**]
Tragbar, lokal und nicht-invasiv[5]
* explorativer Endpunkt der EF-14-Studie
** mit Ausnahme von Hautjucken (Daten zur Lebensqualität erhoben über 1 Jahr)
# Die EF-14-Studie, die zur Zulassung von Optune Gio im neu diagnostizierten Glioblastom führte, untersuchte Patientinnen und Patienten mit histologisch bestätigtem Glioblastom, sowohl mit IDH-Mutation(en) als auch IDH-Wildtyp, nach der WHO-Klassifikation 2016. Dies entspricht einem Gliom des WHO-Grades 4 der WHO-Klassifikation 2021.
TMZ. Temozolomid
1. Stupp R, Taillibert S, Kanner A, et al. JAMA. 2017;318(23):2306-2316 2. Stupp R et al. 2017 Annual Meeting of the AACR; April 1-5 2017; Washington, DC. Oral presentation LBA AACR CT007 3. https://clinicaltrials.gov/study/NCT03258021 Bähr O et al. 2024 Annual Meeting of the American Society of Clinical Oncology; 31st May – 4th June, 2024; Chicago. Poster presentation #2036. 4. Taphoorn MJB et al. JAMA Oncol. 2018;4(4):495-504. 5. Optune Gio® Benutzerhandbuch QSD-EUUM-005 EU(DE), Version 02, manuals.novocure.eu/
novocure®
OPTUNE GIO®
©2024 Novocure GmbH. Alle Rechte vorbehalten. In der Europäischen Union sind Novocure und Optune Gio eingetragene Marken der Novocure GmbH. DE-OPG-00146 V1.0 Dezember 2024